DICAS VALIOSAS PARA VOCÊ TER SUCESSO NA CARREIRA DE CUIDADOR DE IDOSOS

APRESENTAÇÃO

Quando nos deparamos com o envelhecimento da população e a necessidade cada vez maior de cuidadores de idosos, percebemos o quão valiosa e gratificante é a profissão de cuidador. No entanto, sabemos que esse trabalho requer não apenas dedicação, mas também conhecimentos técnicos e habilidades interpessoais.

Pensando nisso, o livro "Dicas de Sucesso para a Profissão de Cuidador de Idosos" foi desenvolvido para fornecer orientações práticas e valiosas para aqueles que desejam se destacar nessa área tão importante da saúde e do bem-estar dos idosos.

A obra aborda desde o perfil do cuidador de idosos, destacando as características pessoais e habilidades necessárias, até a importância da formação profissional adequada e as certificações necessárias para exercer a profissão com excelência.

Além disso, o livro explora os cuidados básicos com a saúde dos idosos, como higiene pessoal, alimentação adequada e administração de medicamentos, visando sempre garantir a segurança e o conforto dos assistidos.

No aspecto emocional, o cuidador de idosos deve proporcionar atividades de entretenimento e estímulo cognitivo, promovendo interações sociais e exercícios que auxiliem no desenvolvimento mental dos idosos. Afinal, a qualidade de vida dos idosos também passa por estímulos que contribuam para uma mente ativa e saudável.

Outro aspecto abordado no livro é a importância da comunicação e do relacionamento com a família do idoso. Construir uma relação de confiança e estabelecer uma comunicação clara e efetiva são elementos essenciais para um processo de cuidado eficaz.

Por fim, não poderíamos deixar de ressaltar a importância do autocuidado do cuidador de idosos. Afinal, para cuidar do outro é preciso primeiro cuidar de si mesmo. O livro traz insights e estratégias para lidar com o estresse e o cansaço emocional, além de sugestões de busca de suporte profissional.

"Dicas de Sucesso para a Profissão de Cuidador de Idosos" é uma leitura indispensável para cuidadores, profissionais da área da saúde, familiares de idosos e para todos aqueles que se interessam pelo bem-estar e qualidade de vida da terceira idade. Escrito de forma acessível e embasada em pesquisas, o livro possui um conteúdo relevante e atualizado para auxiliar os leitores a alcançarem o sucesso nessa profissão tão nobre e desafiadora.

Esperamos que as dicas e informações aqui presentes sejam úteis e inspirem cuidadores de idosos a se tornarem cada vez mais capacitados, empáticos e dedicados no exercício dessa profissão tão essencial para a nossa sociedade.

SUMÁRIO

O PERFIL DO CUIDADOR DE IDOSOS. 1.1 CONHECIMENTOS E HABILIDADES NECESSÁRIAS. 1.2 CARACTERÍSTICAS PESSOAIS QUE AJUDAM NO DESEMPENHO DA PROFISSÃO. 1.3 IMPORTÂNCIA DA EMPATIA E PACIÊNCIA NO TRATO COM OS IDOSOS

DA IMPORTÂNCIA DO PROFISSIONAL DE CUIDADOR DE IDOSOS PARA SOCIEDADE

DAS OPORTUNIDADES E DESAFIOS DA CARREIRA DE CUIDADOR DE IDOSOS

DAS ATIVIDADES INERENTES A FUNÇÃO DE CUIDADOR DE IDOSOS

TENHA EMPATIA E COMPREENSÃO COM O IDOSO QUE CUIDA

DESENVOLVA HABILIDADES DE COMUNICAÇÃO EFICAZES PARA SE COMUNICAR ADEQUADAMENTE COM O IDOSO

ESTEJA ATENTO AOS SINAIS DE DESCONFORTO OU DOR NO IDOSO E PROCURE AJUDA MÉDICA QUANDO NECESSÁRIO.

PRESTE ATENÇÃO ÀS NECESSIDADES EMOCIONAIS DO IDOSO E OFEREÇA APOIO EMOCIONAL.

ESTEJA CIENTE DAS PREFERÊNCIAS ALIMENTARES DO IDOSO E FORNEÇA REFEIÇÕES BALANCEADAS E NUTRITIVAS

AJUDE NA HIGIENE PESSOAL DO IDOSO, COMO BANHO, TROCA DE FRALDAS E ESCOVAÇÃO DOS DENTES

CERTIFIQUE-SE DE QUE O AMBIENTE EM QUE O IDOSO ESTÁ SEJA SEGURO, LIVRE DE OBSTÁCULOS E ADAPTE-O PARA SUAS NECESSIDADES

ESTEJA ATUALIZADO SOBRE OS MEDICAMENTOS QUE O IDOSO TOMA E SIGA CORRETAMENTE A PRESCRIÇÃO MÉDICA

ESTEJA DISPOSTO A AJUDAR NAS ATIVIDADES DIÁRIAS DO IDOSO, COMO VESTIR, PENTEAR E CALÇAR

ENCORAJE A PARTICIPAÇÃO DO IDOSO EM ATIVIDADES FÍSICAS ADEQUADAS À SUA CAPACIDADE

ESTEJA ATENTO À ROTINA DO IDOSO E MANTENHA-A CONSISTENTE PARA AJUDAR NA ORGANIZAÇÃO E NO BEM-ESTAR

ESTEJA FAMILIARIZADO COM AS CONDIÇÕES MÉDICAS DO IDOSO E AS LIMITAÇÕES ASSOCIADAS A ELAS

ESCUTE ATENTAMENTE AS PREOCUPAÇÕES E NECESSIDADES DO IDOSO E RESPONDA DE MANEIRA RESPEITOSA

OFEREÇA UM AMBIENTE SEGURO, ACOLHEDOR E AMIGÁVEL PARA O IDOSO DESENVOLVER RELACIONAMENTOS SOCIAIS

ESTIMULE A INDEPENDÊNCIA DO IDOSO, INCENTIVANDO-O A REALIZAR TAREFAS POR CONTA PRÓPRIA SEMPRE QUE POSSÍVEL

ESTEJA CIENTE DAS QUESTÕES DE MOBILIDADE DO IDOSO E OFEREÇA ASSISTÊNCIA QUANDO NECESSÁRIO

MANTENHA O AMBIENTE LIMPO E ORGANIZADO, MINIMIZANDO RISCOS DE QUEDAS E ACIDENTES

ESTEJA PREPARADO PARA LIDAR COM SITUAÇÕES DE EMERGÊNCIA E SAIBA COMO AGIR RAPIDAMENTE

ESTEJA CIENTE DAS NECESSIDADES ESPECIAIS DO IDOSO, COMO DIETAS ESPECÍFICAS E PREOCUPAÇÕES COM A SAÚDE

RESPEITE A PRIVACIDADE E A DIGNIDADE DO IDOSO, EVITANDO DISCUSSÕES ÍNTIMAS EM FRENTE A OUTRAS PESSOAS.

APOIE AS ATIVIDADES COGNITIVAS DO IDOSO, COMO JOGOS DE MEMÓRIA E LEITURA.

PROCURE AMPLIAR OS INTERESSES DO IDOSO, EXPONDO-O A NOVAS EXPERIÊNCIAS

MANTENHA UM AMBIENTE LIVRE DE ESTRESSE E TENTE MINIMIZAR AS SITUAÇÕES QUE CAUSAM ANSIEDADE NO IDOSO

TENHA PACIÊNCIA E TOLERÂNCIA AO LIDAR COM COMPORTAMENTOS DESAFIADORES DO IDOSO

ESTEJA ABERTO A APRENDER NOVAS HABILIDADES E TÉCNICAS DE CUIDADO PARA APRIMORAR SUA PRÁTICA COMO CUIDADOR

ESTEJA DISPOSTO A RECEBER FEEDBACK DOS FAMILIARES DO IDOSO E FAÇA AJUSTES QUANDO NECESSÁRIO

ESTEJA ATENTO A MUDANÇAS NA SAÚDE DO IDOSO E COMUNIQUE-SE COM A EQUIPE MÉDICA

MANTENHA-SE ATUALIZADO EM RELAÇÃO ÀS MELHORES PRÁTICAS NO CUIDADO DE IDOSOS

CUIDE DE SI MESMO, BUSCANDO APOIO EMOCIONAL E FÍSICO PARA EVITAR O BURNOUT

DEMONSTRE AMOR, CARINHO E RESPEITO PELO IDOSO QUE CUIDA, PROMOVENDO UM AMBIENTE POSITIVO E DE BEM-ESTAR

DAS OBRIGAÇÕES E DOS DEVERES DO PROFISIONAL DE CUIDADOR DE IDOSOS

DA RESPONSABILIDADE CIVIL DO PROFISSIONAL DE CUIDADOR DE IDOSOS EM RAZÃO DE SUA ATUAÇÃO

CONCLUSÃO

REFERÊNCIAS BIBLIOGRÁFICAS

O PERFIL DO CUIDADOR DE IDOSOS. CONHECIMENTOS E HABILIDADES NECESSÁRIAS. AS CARACTERÍSTICAS PESSOAIS QUE AJUDAM NO DESEMPENHO DA PROFISSÃO. A IMPORTÂNCIA DA EMPATIA E PACIÊNCIA NO TRATO COM OS IDOSOS

O cuidador de idosos é uma figura imprescindível na vida daqueles que necessitam de assistência e cuidados especiais durante a terceira idade. Para ser um excelente cuidador, é necessário possuir conhecimentos e habilidades específicas para proporcionar um atendimento adequado e de qualidade.

Primeiramente, o profissional deve ter um amplo conhecimento sobre envelhecimento, doenças comuns nessa fase da vida, cuidados com a alimentação, medicação e atividades físicas recomendadas para os idosos. Esse conhecimento é essencial para garantir a segurança e o bem-estar do idoso sob sua responsabilidade.

Além disso, habilidades como a capacidade de administrar medicamentos corretamente, realizar curativos simples, auxiliar na higiene pessoal e na locomoção do idoso, são indispensáveis para um cuidador eficiente. É importante também estar atualizado com as tecnologias e dispositivos que auxiliam na monitorização da saúde dos idosos, como aparelhos de pressão arterial e glicemia.

No entanto, não basta apenas ter conhecimentos técnicos e habilidades específicas. O cuidador de idosos precisa possuir características pessoais que o tornem alguém excepcional nessa profissão. Empatia e paciência são atributos essenciais, pois cada idoso é único e possui suas particularidades, limitações e desejos.

A empatia permite ao cuidador compreender e se colocar no lugar do idoso, demonstrando uma sensibilidade necessária para lidar com suas angústias, medos e frustrações. Essa conexão emocional é fundamental para estabelecer uma relação de confiança e carinho com o idoso, fazendo-o sentir-se respeitado e amado.

A paciência é outro aspecto crucial, pois o idoso pode apresentar dificuldades de comunicação, realizar tarefas com maior lentidão e, em alguns momentos, até mesmo comportamentos desafiadores. É necessário estar preparado para lidar com essas situações sem perder a calma, buscando alternativas para contorná-las de forma respeitosa e amorosa.

A importância da empatia e paciência com o idoso vai além do bem-estar físico. Conforme os anos avançam, o idoso pode enfrentar perdas significativas, como a de mobilidade e independência. Nesse contexto, é essencial que o cuidador seja capaz de entender as emoções e sentimentos do idoso, garantindo um suporte emocional adequado e promovendo uma melhoria na sua qualidade de vida.

Em suma, o perfil do cuidador de idosos envolve conhecimentos técnicos, habilidades específicas, empatia e paciência. A atuação nessa área requer não apenas competências profissionais, mas também um genuíno interesse em cuidar e uma dedicação integral ao bem-estar do idoso. Aqueles que possuem essas características estarão aptos a oferecer um cuidado atencioso e humanizado, proporcionando aos idosos um envelhecimento digno e com qualidade de vida.

DA IMPORTÂNCIA DO PROFISSIONAL DE CUIDADOR DE IDOSOS PARA SOCIEDADE

Vivemos em uma sociedade que está passando por um rápido envelhecimento populacional. O aumento da longevidade é um grande avanço, porém também traz desafios e demandas específicas para a sociedade. Nesse contexto, o papel do profissional de cuidador de idosos se torna cada vez mais relevante e crucial.

O cuidador de idosos é um profissional capacitado para fornecer assistência e suporte aos idosos que necessitam de cuidados especiais. Sua presença e dedicação garantem que os idosos tenham uma vida digna, com qualidade e bem-estar.

Uma das principais importâncias desse profissional está na promoção da autonomia e independência dos idosos. Com o auxílio do cuidador, muitos idosos podem permanecer em suas próprias casas, evitando a institucionalização precoce e permitindo que vivam em um ambiente familiar e conhecido. Isso traz inúmeros benefícios para a saúde física e mental dos idosos, além de reduzir o sentimento de desamparo e solidão.

Outro aspecto fundamental é o cuidado com a saúde dos idosos. O cuidador está preparado para auxiliar no gerenciamento medicamentoso, realizar curativos, monitorar sinais vitais, auxiliar em exercícios físicos e garantir uma alimentação adequada. Essas ações contribuem para a prevenção de doenças e complicações, proporcionando um envelhecimento mais saudável e uma melhor qualidade de vida para os idosos.

Além disso, o cuidador de idosos desempenha um papel essencial na promoção da saúde emocional dos assistidos. Muitos idosos enfrentam o luto, a solidão ou até mesmo questões relacionadas à depressão e ansiedade. A presença do cuidador, com sua atenção, paciência e empatia, proporciona suporte emocional, estímulo social e afetivo, contribuindo para a melhora da saúde mental dos idosos.

A sociedade como um todo também se beneficia do trabalho do cuidador de idosos. Ao permitir que os idosos continuem vivendo em suas comunidades, o profissional contribui para a preservação dos vínculos e relacionamentos sociais. Essa integração intergeracional é importante para a troca de conhecimentos, valores e experiências entre diferentes gerações, fortalecendo os laços familiares e comunitários.

Ademais, a atuação do cuidador de idosos também alivia o peso e a sobrecarga dos familiares que precisam conciliar suas próprias responsabilidades com o cuidado dos idosos. Muitas vezes, a família não tem condições físicas ou emocionais de oferecer todos os cuidados necessários, e é nesse momento que a figura do cuidador se faz ainda mais indispensável. Com o auxílio profissional, é possível garantir que os idosos recebam a atenção devida, mesmo quando a família não puder estar presente.

Por fim, é importante destacar que a profissão de cuidador de idosos exige capacitação, atualização e ética profissional. Cuidar de outra pessoa, especialmente na fase da velhice, demanda sensibilidade, responsabilidade e respeito à individualidade. Portanto, é fundamental valorizar e reconhecer os cuidadores de idosos, proporcionando-lhes condições adequadas de trabalho, salário justo e valorização profissional.

Em suma, a importância do profissional de cuidador de idosos para a sociedade é inquestionável. Seu trabalho vai além do cuidado físico, abarcando todo um aspecto emocional, social e humano. Ao garantir a qualidade de vida dos idosos, o cuidador contribui para uma sociedade mais inclusiva, atenciosa e solidária. É um profissional essencial e indispensável para o bem-estar de nossa sociedade, cuidando com carinho e dedicação daqueles que um dia construíram a base sobre a qual estamos hoje.

DAS OPORTUNIDADES E DESAFIOS DA CARREIRA DE CUIDADOR DE IDOSOS

A carreira de cuidador de idosos é uma área que vem se destacando cada vez mais no mercado de trabalho devido ao aumento da população idosa e à demanda por profissionais qualificados para atender às necessidades específicas desse público. Essa profissão oferece diversas oportunidades, porém também enfrenta alguns desafios que merecem ser discutidos e compreendidos.

Uma das grandes oportunidades da carreira de cuidador de idosos está relacionada com o crescimento exponencial desse segmento. Com o envelhecimento da população, há uma demanda crescente por cuidadores que possam oferecer assistência adequada e de qualidade aos idosos. Isso significa que existem inúmeras oportunidades de emprego nessa área, tanto em instituições de longa permanência quanto no atendimento domiciliar.

Além disso, também é possível encontrar oportunidades de trabalho como cuidador de idosos autônomo. Muitas famílias preferem contratar profissionais para cuidar de seus idosos em suas próprias residências, proporcionando um ambiente mais familiar e personalizado. Essa modalidade de trabalho permite maior flexibilidade e a possibilidade de estabelecer um relacionamento mais próximo com o idoso e sua família.

Outra oportunidade que a carreira de cuidador de idosos oferece é a possibilidade de trabalhar em outras regiões ou até mesmo no exterior. Com o aumento da demanda por cuidadores qualificados, alguns países têm atraído profissionais brasileiros para trabalhar em suas instituições, oferecendo salários e benefícios atrativos. Isso abre portas para uma carreira internacional e a chance de adquirir experiências culturais e profissionais enriquecedoras.

No entanto, embora haja oportunidades promissoras, é importante estar ciente dos desafios que a carreira de cuidador de idosos apresenta. Um dos principais desafios é a carga emocional envolvida no trabalho. Cuidar de pessoas idosas pode ser desafiador e emocionalmente exigente, já que muitos idosos enfrentam declínio físico e mental, além de lidarem com questões emocionais complexas. Lidar com situações como doenças crônicas, perda de autonomia e morte é algo que exige preparo emocional e uma abordagem sensível.

Outro desafio é a necessidade de um constante aprendizado e atualização profissional. Cuidar de idosos demanda conhecimentos técnicos, habilidades específicas e compreensão das particularidades do envelhecimento. É essencial estar informado sobre os cuidados adequados, incluindo medicamentos, técnicas de higiene, primeiros socorros e outras necessidades específicas dos idosos. Além disso, estar atualizado em relação às melhores práticas e avanços na área de saúde é fundamental para proporcionar um cuidado de qualidade.

A carreira de cuidador de idosos também pode envolver desafios físicos, uma vez que muitos idosos precisam de auxílio para se movimentar, tomar banho, cuidar da higiene pessoal e outros aspectos do dia a dia. É necessário ter preparo físico e resistência para lidar com essas demandas, pois o trabalho pode ser fisicamente exigente e requer disposição para auxiliar os idosos em suas necessidades cotidianas.

Ademais, é importante mencionar que a profissão de cuidador de idosos exige um comprometimento constante com a ética e o respeito pelos idosos. Cuidar de uma pessoa idosa envolve a preservação da privacidade, a manutenção da dignidade e o respeito pelas escolhas e preferências do idoso. É necessário cultivar uma relação de confiança e empatia com o idoso e sua família, entendendo suas necessidades individuais e criando um ambiente acolhedor e seguro.

Portanto, a carreira de cuidador de idosos oferece ótimas oportunidades de emprego e crescimento profissional. No entanto, é essencial estar preparado para lidar com os desafios que essa profissão apresenta. Superar as dificuldades emocionais, aprimorar habilidades técnicas, cuidar da saúde física e ser um profissional ético são elementos fundamentais para o sucesso e a satisfação nessa carreira gratificante e importante.

DAS ATIVIDADES INERENTES A FUNÇÃO DE CUIDADOR DE IDOSOS

As atividades inerentes à função de cuidador de idosos são diversas e abrangem áreas físicas, emocionais e sociais. Esse profissional desempenha um papel fundamental no cuidado e na assistência àqueles que já passaram por várias etapas da vida e agora precisam de um suporte adicional. Vamos explorar algumas dessas atividades e sua importância:

1. Assistência pessoal: O cuidador de idosos auxilia nas atividades diárias que podem se tornar mais desafiadoras à medida que a idade avança. Isso inclui ajudar no banho, trocar de roupa, auxiliar na higiene pessoal, realizar curativos e administrar medicamentos. Essa assistência permite que os idosos mantenham sua dignidade e independência, além de garantir a sua saúde e bem-estar.

2. Acompanhamento e supervisão: O cuidador de idosos também desempenha um papel importante na supervisão dos idosos, garantindo que eles estejam seguros e protegidos contra possíveis acidentes. Isso envolve prestar atenção à sua saúde, monitorar a pressão arterial, o nível de açúcar no sangue, entre outros, além de estar atento a situações de risco, como quedas.

3. Estimulação cognitiva: Manter a mente ativa é essencial para a saúde mental dos idosos. O cuidador desempenha um papel crucial ao promover e envolver o idoso em atividades que estimulem a sua memória, como quebra-cabeças, jogos de memória, leitura, entre outros. Essas atividades contribuem para o fortalecimento cognitivo, aumentam a capacidade de concentração e podem até mesmo retardar o aparecimento de doenças neurodegenerativas, como o Alzheimer.

4. Companhia e apoio emocional: Muitos idosos enfrentam a solidão e podem se sentir isolados. O cuidador de idosos desempenha um papel fundamental ao fornecer companhia e apoio emocional. Conversar, ouvir, assistir a programas de televisão juntos, realizar atividades recreativas e simplesmente estar presente são maneiras de garantir que os idosos se sintam amados e cuidados, reduzindo a sensação de solidão.

5. Atividades físicas e cuidados com a mobilidade: É importante que os idosos se mantenham fisicamente ativos para manter a sua saúde e vitalidade. O cuidador auxilia na realização de exercícios físicos adequados à idade e às necessidades do idoso, como caminhadas leves, alongamentos e fortalecimento muscular. Além disso, o cuidador deve estar preparado para auxiliar na mobilidade do idoso, ajudando-o a levantar, sentar e se movimentar com segurança.

6. Alimentação equilibrada: O cuidador tem a responsabilidade de garantir uma alimentação balanceada e adequada às necessidades nutricionais do idoso. Isso inclui a preparação de refeições saudáveis, com nutrientes necessários para a manutenção de uma boa saúde. É fundamental que o cuidador conheça as restrições alimentares, alergias e preferências do idoso, adaptando a dieta de acordo com suas necessidades individuais.

Essas atividades são apenas algumas das atividades inerentes à função de cuidador de idosos. Cada idoso possui necessidades únicas, e o cuidador deve estar apto a adaptar seus cuidados de acordo com essas necessidades. É importante ressaltar que a atuação desse profissional deve ser baseada no respeito, na empatia e na valorização da individualidade do idoso.

O trabalho do cuidador de idosos vai além da assistência física, buscando proporcionar uma vida mais digna, feliz e confortável para os idosos. A presença desse profissional é essencial para promover o bem-estar e a qualidade de vida dos idosos, além de trazer alívio e tranquilidade aos familiares que sabem que seus entes queridos estão sendo cuidados com amor e profissionalismo.

TENHA EMPATIA E COMPREENSÃO COM O IDOSO QUE CUIDA

A empatia e a compreensão são características essenciais para um cuidador de idosos desempenhar seu trabalho com excelência. Cuidar de idosos requer muito mais do que simplesmente realizar tarefas físicas, é preciso estabelecer um vínculo afetivo e compreender as necessidades e limitações dessa fase da vida.

Ao desenvolver empatia, o cuidador é capaz de se colocar no lugar do idoso, compreender suas dores, dificuldades e sentimentos. Essa habilidade permite que o profissional lide de forma mais sensível e respeitosa com os idosos, criando um ambiente de confiança e segurança.

A compreensão também é fundamental para um cuidador de idosos. Nem todos os idosos têm as mesmas necessidades e desejos, e é preciso estar atento a essas particularidades. Compreender as limitações físicas, cognitivas e emocionais de cada idoso é essencial para oferecer um cuidado individualizado e de qualidade.

Além disso, a compreensão também é importante para lidar com situações desafiadoras, como comportamentos agressivos, confusões mentais e doenças crônicas. Ao entender as causas por trás desses comportamentos, o cuidador pode buscar alternativas para lidar com eles de forma mais adequada, promovendo o bem-estar do idoso.

Vale ressaltar que a empatia e a compreensão vão além da parte técnica do trabalho de um cuidador de idosos. Essas qualidades envolvem uma postura de respeito, escuta ativa e acolhimento, proporcionando um ambiente de cuidado e carinho para o idoso.

Portanto, é fundamental que um cuidador de idosos desenvolva a empatia e a compreensão como parte de sua formação e atuação profissional. Essas características contribuem não apenas para o bem-estar do idoso, mas também para o crescimento pessoal e profissional do cuidador, tornando-o um profissional mais completo e capacitado para lidar com os desafios dessa carreira.

DESENVOLVA HABILIDADES DE COMUNICAÇÃO EFICAZES PARA SE COMUNICAR ADEQUADAMENTE COM O IDOSO

A importância do cuidador de idosos em desenvolver habilidades de comunicação eficazes é fundamental para uma interação adequada e positiva com o idoso. Essas habilidades permitem estabelecer uma conexão mais profunda e compreender as necessidades, emoções e desejos do idoso de maneira mais precisa.

1. Estabelecer confiança: A comunicação eficaz é essencial para estabelecer confiança entre o cuidador e o idoso. Quando o idoso se sente ouvido e compreendido, ele se abrirá mais facilmente e terá mais confiança em compartilhar seus sentimentos, preocupações e medos.

2. Clareza e compreensão: Uma comunicação clara e compreensiva é essencial para garantir que o idoso entenda as instruções, os procedimentos médicos e as rotinas diárias. O cuidador deve se certificar de transmitir as informações de forma simples, evitar termos técnicos e repetir se necessário.

3. Empatia e compaixão: A comunicação eficaz requer que o cuidador seja empático e compreensivo em relação às emoções e necessidades do idoso. Isso implica escutar ativamente, demonstrar interesse genuíno e responder de forma adequada às expressões emocionais do idoso.

4. Resolução de conflitos: Os idosos podem estar sujeitos a alterações de humor, irritabilidade e frustração. Nesses momentos, a habilidade de comunicação do cuidador se torna essencial para abordar conflitos e resolver problemas de maneira pacífica. Isso

requer a capacidade de ouvir com atenção, validar as emoções do idoso e encontrar soluções que atendam às suas necessidades.

Em resumo, o desenvolvimento de habilidades de comunicação eficazes permite ao cuidador se conectar de forma mais profunda com o idoso, compreender suas necessidades e emoções, além de proporcionar um ambiente de confiança e segurança. Esta comunicação adequada contribui para a qualidade do cuidado prestado e para o bem-estar global do idoso.

ESTEJA ATENTO AOS SINAIS DE DESCONFORTO OU DOR NO IDOSO E PROCURE AJUDA MÉDICA QUANDO NECESSÁRIO

A importância do cuidador de idosos estar atento aos sinais de desconforto ou dor no idoso e procurar ajuda médica quando necessário é crucial para garantir o bem-estar e a qualidade de vida do idoso sob seus cuidados.

1. Identificar o desconforto ou dor: Assim como qualquer indivíduo, os idosos podem experimentar desconfortos físicos ou dores. No entanto, devido a limitações cognitivas, dificuldades de expressão ou medo de incomodar o cuidador, eles podem não comunicar de forma clara o que estão sentindo. Cabe ao cuidador estar atento a sinais como expressão facial de aflição, alterações no comportamento, queixas frequentes ou mudanças nos padrões de sono e apetite.

2. Monitorar a saúde do idoso: O cuidador desempenha um papel fundamental na manutenção da saúde do idoso. Além de observar os sintomas físicos, é importante acompanhar regularmente os sinais vitais, como pressão arterial, temperatura corporal e frequência cardíaca. Isso pode ajudar a detectar problemas de saúde precocemente e agir prontamente.

3. Comunicação com profissionais de saúde: Quando o cuidador identifica sinais de desconforto ou dor no idoso, é essencial buscar auxílio médico. O cuidador deve comunicar detalhadamente os sintomas e observações ao profissional de saúde responsável pelo cuidado do idoso. Essa comunicação eficiente pode levar a um diagnóstico e tratamento adequados, evitando complicações e melhorando a qualidade de vida do idoso.

4. Advocacia e defesa do idoso: O cuidador pode desempenhar um papel importante como defensor do idoso em situações de atendimento médico. Isso envolve garantir que o idoso seja ouvido, entender as opções de tratamento disponíveis e acompanhar os procedimentos médicos para assegurar que sejam realizados de maneira correta e respeitosa.

Em suma, estar atento aos sinais de desconforto ou dor no idoso e buscar ajuda médica quando necessário é uma responsabilidade crucial do cuidador. Essa atenção e cuidado contínuos podem garantir que o idoso receba a assistência adequada e melhorar sua qualidade de vida, promovendo seu bem-estar físico e emocional.

PRESTE ATENÇÃO ÀS NECESSIDADES EMOCIONAIS DO IDOSO E OFEREÇA APOIO EMOCIONAL

A importância do cuidador de idosos prestar atenção às necessidades emocionais do idoso e oferecer apoio emocional não pode ser subestimada. Os idosos podem enfrentar uma série de desafios emocionais, como solidão, depressão, ansiedade e perdas significativas. O cuidador desempenha um papel fundamental em fornecer suporte emocional, que pode ter um impacto positivo na qualidade de vida do idoso.

1. Compreender as emoções do idoso: O cuidador deve estar atento e compreender as emoções do idoso. Isso envolve prestar atenção aos sinais não verbais, como expressões faciais e linguagem corporal, bem como ouvir ativamente o que o idoso expressa verbalmente. Ter empatia e compreender as emoções do idoso permite ao cuidador oferecer suporte adequado.

2. Escutar ativamente: O cuidador deve oferecer um ambiente seguro e acolhedor para o idoso expressar seus sentimentos e preocupações. Escutar ativamente, sem julgamento, demonstrando interesse genuíno pelo que o idoso tem a dizer, é essencial para oferecer apoio emocional. Essa prática permite ao idoso se sentir compreendido e valorizado.

3. Estar disponível para conversar: O cuidador deve se colocar à disposição para conversar com o idoso sobre seus sentimentos, preocupações e necessidades emocionais. Isso pode ser feito através de conversas regulares ou ao estabelecer momentos específicos para se dedicar exclusivamente ao idoso. Oferecer esse espaço pode ajudar o idoso a se sentir ouvido e acolhido.

4. Oferecer suporte emocional: Além de escutar e compreender, o cuidador deve oferecer suporte emocional ao idoso. Isso pode envolver o incentivo à participação em atividades que proporcionem prazer, estimular o contato social com familiares e amigos, e oferecer apoio psicológico quando necessário. O cuidador pode ajudar o idoso a lidar com perdas, mudanças na vida, tristeza ou ansiedade, proporcionando tranquilidade e suporte emocional.

Em resumo, o cuidador de idosos desempenha um papel crucial no fornecimento de apoio emocional. Ao prestar atenção às necessidades emocionais do idoso, escutar ativamente, oferecer um espaço seguro para expressão e fornecer suporte adequado, o cuidador contribui para o bem-estar emocional e mental do idoso. Isso pode resultar em uma melhor qualidade de vida e uma relação de cuidado mais satisfatória.

ESTEJA CIENTE DAS PREFERÊNCIAS ALIMENTARES DO IDOSO E FORNEÇA REFEIÇÕES BALANCEADAS E NUTRITIVAS

A importância do cuidador de idosos estar ciente das preferências alimentares do idoso e fornecer refeições balanceadas e nutritivas é fundamental para garantir uma alimentação adequada e promover a saúde e o bem-estar geral do idoso.

1. Conhecimento das preferências alimentares: Cada idoso tem suas próprias preferências alimentares, gostos e restrições. O cuidador deve estar atento a essas preferências e respeitá-las ao planejar e preparar as refeições. Isso inclui conhecer os alimentos favoritos do idoso, suas restrições alimentares se houver, e se ele segue algum tipo de dieta particular.

2. Criação de refeições balanceadas: É responsabilidade do cuidador garantir que as refeições sejam equilibradas e forneçam todos os nutrientes essenciais para a saúde do idoso. Isso envolve incluir porções adequadas de proteínas, carboidratos, gorduras saudáveis, vitaminas e minerais. Uma dieta equilibrada é essencial para uma boa saúde, fornecendo energia, fortalecendo o sistema imunológico e contribuindo para a prevenção de doenças.

3. Adaptação das refeições às necessidades do idoso: O cuidador deve estar atento às condições de saúde específicas do idoso e adaptar as refeições para atender a essas necessidades. Por exemplo, se o idoso tem diabetes, é importante controlar a ingestão de açúcar e carboidratos. Se há problemas de mastigação ou deglutição, as refeições podem precisar ser modificadas em termos de consistência e textura para facilitar o consumo.

4. Promoção da hidratação adequada: Além das refeições, o cuidador deve se certificar de que o idoso esteja adequadamente hidratado. A ingestão de líquidos é essencial para manter a saúde dos órgãos, a função renal e a hidratação da pele. O cuidador pode incentivar o consumo regular de água, sucos naturais e outras bebidas saudáveis.

Em resumo, estar ciente das preferências alimentares do idoso e fornecer refeições balanceadas e nutritivas são aspectos fundamentais do cuidado de idosos. Uma alimentação adequada contribui para a saúde geral, fortalece o sistema imunológico e previne doenças, proporcionando ao idoso uma melhor qualidade de vida.

AJUDE NA HIGIENE PESSOAL DO IDOSO, COMO BANHO, TROCA DE FRALDAS E ESCOVAÇÃO DOS DENTES

A importância do cuidador de idosos ajudar na higiene pessoal, como banho, troca de fraldas e escovação dos dentes, é essencial para garantir o bem-estar físico, saúde e dignidade do idoso. A higiene pessoal adequada é fundamental para prevenir infecções, cuidar da pele, promover a saúde bucal e proporcionar conforto ao idoso.

1. Banho: O banho regular é importante para manter a higiene corporal do idoso. Além de limpar a pele, o banho também ajuda a estimular a circulação sanguínea, relaxar os músculos e proporcionar uma sensação de frescor e bem-estar. O cuidador deve estar atento à temperatura da água, garantir a segurança durante o banho e respeitar a privacidade do idoso.

2. Troca de fraldas: Caso o idoso tenha incontinência urinária ou fecal, é responsabilidade do cuidador garantir a troca regular de fraldas para manter a higiene e prevenir irritações cutâneas e infecções. A troca deve ser feita com cuidado, limpando e secando bem a região, além de utilizar produtos adequados para evitar irritações na pele.

3. Escovação dos dentes: A saúde bucal é crucial para o bem-estar geral do idoso. O cuidador deve auxiliar na escovação dos dentes do idoso, garantindo que seja feita adequadamente, pelo menos duas vezes ao dia. Além da escovação, o cuidador também deve auxiliar na limpeza da língua e no uso do fio dental, se necessário. Uma boa higiene bucal previne cáries, doenças gengivais e mau hálito.

4. Privacidade e respeito: Durante a assistência na higiene pessoal, o cuidador deve ter sensibilidade e respeito à privacidade do idoso. É importante proporcionar um ambiente seguro e confortável, garantindo que o idoso se sinta digno e respeitado durante os cuidados de higiene.

Em conclusão, a ajuda na higiene pessoal é uma parte essencial do cuidado aos idosos. O cuidador desempenha um papel fundamental ao fornecer assistência nas atividades de higiene, como banho, troca de fraldas e escovação dos dentes. Além de garantir a saúde física do idoso, esses cuidados também promovem o bem-estar geral e a dignidade do idoso.

CERTIFIQUE-SE DE QUE O AMBIENTE EM QUE O IDOSO ESTÁ SEJA SEGURO, LIVRE DE OBSTÁCULOS E ADAPTE-O PARA SUAS NECESSIDADES

A importância do cuidador de idosos certificar-se de que o ambiente em que o idoso está seja seguro, livre de obstáculos e adaptado para suas necessidades é fundamental para prevenir acidentes, garantir a mobilidade e promover a autonomia do idoso. Um ambiente seguro e adaptado é essencial para o bem-estar e a qualidade de vida do idoso.

1. Prevenção de acidentes: O cuidador deve ser proativo na identificação e remoção de possíveis obstáculos e situações de risco no ambiente em que o idoso vive. Isso inclui garantir que não haja tapetes soltos, cabos elétricos expostos, degraus sem corrimão, superfícies escorregadias, entre outros. O cuidador também deve estar atento a objetos que possam representar perigo, como produtos de limpeza ao alcance do idoso.

2. Adaptação do ambiente: Dependendo das necessidades e limitações do idoso, o cuidador deve adaptar o ambiente de forma a facilitar a sua mobilidade e promover a sua autonomia. Isso pode incluir a instalação de corrimões, barras de apoio no banheiro, rampas de acesso, cadeiras de banho, entre outros dispositivos que auxiliem o idoso em suas atividades diárias.

3. Iluminação adequada: O cuidador deve garantir que o ambiente em que o idoso está seja bem iluminado, evitando assim quedas e facilitando a realização de tarefas cotidianas. A instalação de luzes de emergência e sensores de movimento pode ser útil para evitar quedas durante a noite.

4. Acessibilidade: Se o idoso precisar de auxílio para se locomover, o cuidador deve garantir que o ambiente esteja adaptado para facilitar essa locomoção. Isso inclui desobstruir corredores, garantir a presença de corrimãos nas escadas e utilizar cadeiras de rodas ou andadores, se necessário.

Em suma, é papel do cuidador certificar-se de que o ambiente em que o idoso está seja seguro, livre de obstáculos e adaptado às suas necessidades. Isso contribui para prevenir acidentes, promove a autonomia e proporciona um ambiente propício para que o idoso possa viver com conforto e dignidade.

ESTEJA ATUALIZADO SOBRE OS MEDICAMENTOS QUE O IDOSO TOMA E SIGA CORRETAMENTE A PRESCRIÇÃO MÉDICA

A importância do cuidador de idosos estar atualizado sobre os medicamentos que o idoso toma e seguir corretamente a prescrição médica é crucial para garantir a eficácia do tratamento, prevenir complicações de saúde e promover a segurança do idoso. O cuidador desempenha um papel vital na administração correta dos medicamentos, pois muitos idosos podem ter dificuldade em lembrar os horários e as dosagens corretas.

1. Segurança do idoso: Acompanhar e entender as prescrições médicas do idoso é essencial para evitar erros de administração de medicamentos, como tomar a medicação errada ou na dosagem incorreta. O cuidador deve estar atualizado sobre todos os medicamentos que o idoso toma, incluindo os nomes, dosagens e horários corretos de administração. Isso ajuda a evitar reações adversas e interações medicamentosas que possam colocar em risco a saúde do idoso.

2. Adesão ao tratamento: Muitos idosos podem ter dificuldade em lembrar de tomar seus medicamentos nos horários corretos ou podem se recusar a tomá-los devido a efeitos colaterais ou esquecimento. O cuidador desempenha um papel importante em lembrar e auxiliar o idoso na correta administração dos medicamentos, garantindo assim a adesão ao tratamento prescrito pelo médico.

3. Comunicação com profissionais de saúde: O cuidador também é responsável por manter uma comunicação clara e constante com os profissionais de saúde envolvidos no cuidado do idoso. Isso inclui informar sobre possíveis efeitos colaterais, mudanças na condição do idoso e esclarecer dúvidas relacionadas

aos medicamentos. O cuidador deve relatar qualquer alteração na saúde do idoso e seguir as orientações fornecidas pelo médico.

4. Organização e controle dos medicamentos: O cuidador deve manter os medicamentos do idoso organizados, garantindo que estejam armazenados corretamente, dentro do prazo de validade e sejam administrados na dosagem correta e no horário adequado. É importante manter-se atento à necessidade de comprar e repor os medicamentos, evitando que o idoso fique sem sua medicação.

Em resumo, o cuidador de idosos desempenha um papel fundamental ao estar atualizado sobre os medicamentos que o idoso toma e seguir corretamente a prescrição médica. Isso garante a segurança e eficácia do tratamento, promove a adesão às orientações médicas e previne complicações de saúde relacionadas à administração incorreta de medicamentos.

ESTEJA DISPOSTO A AJUDAR NAS ATIVIDADES DIÁRIAS DO IDOSO, COMO VESTIR, PENTEAR E CALÇAR

A importância do cuidador de idosos estar disposto a ajudar nas atividades diárias do idoso, como vestir, pentear e calçar, é fundamental para promover a dignidade, o conforto e a autonomia do idoso. Essas atividades básicas do dia a dia podem se tornar desafiadoras para muitos idosos, especialmente para aqueles com limitações físicas ou cognitivas.

1. Mantendo a dignidade: Ajudar o idoso nas atividades diárias é uma forma de respeitar sua dignidade. O cuidador deve ter em mente que o idoso possui uma história de vida, experiências e habilidades, que devem ser valorizadas. Ao auxiliar nas tarefas de vestir, pentear e calçar, o cuidador ajuda a preservar a independência e a autoestima do idoso.

2. Garantindo o conforto: Cuidar das atividades de cuidado pessoal do idoso contribui para o seu conforto físico e emocional. Isso inclui utilizar roupas adequadas, ajustadas às necessidades e preferências do idoso, além de proporcionar uma higiene adequada para promover frescor e bem-estar. O cuidador deve estar atento a qualquer desconforto ou necessidade de adaptações para garantir o conforto do idoso.

3. Promovendo a autonomia: Embora ajudar nas atividades diárias seja necessário, é importante que o cuidador também incentive a independência do idoso. O cuidador deve encorajar o idoso a fazer o máximo possível por si mesmo, respeitando suas limitações. Isso pode envolver incentivar o idoso a escolher suas próprias roupas, ensiná-lo técnicas de autoajuda ou adaptar o ambiente para facilitar sua autonomia.

4. Observação e atenção aos detalhes: O cuidador deve estar atento a qualquer sinal de desconforto, dor ou alterações nas necessidades do idoso ao ajudar nas atividades diárias. Isso inclui observar a pele para identificar possíveis irritações, verificar sinais de infecção ou alterações na disposição do idoso. Essa observação detalhada ajuda a detectar problemas de saúde precocemente e a fornecer os cuidados necessários.

Em resumo, estar disposto a ajudar nas atividades diárias do idoso, como vestir, pentear e calçar, é de suma importância para promover sua dignidade, conforto e autonomia. O cuidador desempenha um papel fundamental na garantia do bem-estar físico, emocional e psicológico do idoso, proporcionando um cuidado individualizado e atento às suas necessidades.

ENCORAJE A PARTICIPAÇÃO DO IDOSO EM ATIVIDADES FÍSICAS ADEQUADAS À SUA CAPACIDADE

A importância do cuidador de idosos em encorajar a participação do idoso em atividades físicas adequadas à sua capacidade é essencial para promover a saúde, o bem-estar e a qualidade de vida do idoso. A prática regular de exercícios físicos traz uma série de benefícios para os idosos, como melhoria da mobilidade, fortalecimento muscular, prevenção de doenças e promoção do equilíbrio emocional.

1. Promoção da saúde: A atividade física regular é fundamental para a manutenção da saúde do idoso. Ela contribui para o bom funcionamento do sistema cardiovascular, fortalecimento dos ossos, melhora da função pulmonar e controle de doenças crônicas, como diabetes e hipertensão. O cuidador desempenha um papel importante ao incentivar o idoso a realizar exercícios físicos adequados à sua capacidade, seja por meio de caminhadas, alongamentos, exercícios na água ou outras atividades de baixo impacto.

2. Prevenção de quedas e lesões: À medida que envelhecemos, estamos mais propensos a quedas e lesões. A prática de atividades físicas apropriadas ajuda a fortalecer músculos e articulações, melhora o equilíbrio e a coordenação motora, reduzindo o risco de quedas e lesões. O cuidador pode fornecer orientações e supervisão durante as atividades físicas, garantindo a segurança do idoso.

3. Estímulo cognitivo: Além dos benefícios físicos, a prática de atividades físicas também traz benefícios cognitivos. Ela estimula a circulação sanguínea no cérebro, promove a liberação

de endorfinas, hormônios responsáveis pelo bem-estar, e melhora a memória e o raciocínio. O cuidador pode incentivar o idoso a realizar exercícios que envolvam o cérebro, como jogos de memória, quebra-cabeças ou danças que exigem coordenação.

4. Melhora do estado emocional: A participação em atividades físicas também contribui para a saúde emocional do idoso, pois reduz o estresse, a ansiedade e a depressão. Isso ocorre devido à liberação de endorfinas, que proporcionam sensação de bem-estar e prazer. O cuidador pode ajudar o idoso a encontrar atividades que sejam prazerosas e motivadoras, levando em consideração os interesses e habilidades do idoso.

Em resumo, o cuidador de idosos desempenha um papel importante na promoção da saúde e do bem-estar do idoso ao encorajar sua participação em atividades físicas adequadas à sua capacidade. Isso contribui para a saúde física e mental do idoso, prevenção de doenças e melhora da qualidade de vida.

ESTEJA ATENTO À ROTINA DO IDOSO E MANTENHA-A CONSISTENTE PARA AJUDAR NA ORGANIZAÇÃO E NO BEM-ESTAR

A importância do cuidador de idosos em estar atento à rotina do idoso e mantê-la consistente é fundamental para proporcionar organização e bem-estar ao idoso. Uma rotina regular e previsível traz diversos benefícios para a saúde física, emocional e cognitiva do idoso, além de promover a sensação de segurança e controle sobre seu ambiente.

1. Organização diária: O cuidador desempenha um papel importante ao manter a rotina diária do idoso, estabelecendo horários para refeições, medicações, higiene pessoal, atividades físicas e repouso. Uma rotina organizada ajuda a evitar esquecimentos, atrasos e confusões, garantindo que todas as necessidades do idoso sejam atendidas de maneira adequada e no momento certo.

2. Estabilidade emocional: A rotina consistente ajuda o idoso a ter uma sensação de estabilidade emocional. A previsibilidade das atividades do dia a dia oferece segurança e tranquilidade, reduzindo o estresse e a ansiedade. O cuidador pode criar um ambiente calmo e acolhedor, transmitindo ao idoso a sensação de que suas necessidades serão atendidas e que ele pode confiar em sua rotina diária.

3. Promoção da independência: Uma rotina consistente permite que o idoso mantenha sua independência e autonomia, pois ele sabe o que esperar e como realizar suas atividades diárias. O cuidador pode encorajar o idoso a participar ativamente da organização da rotina, levando em consideração suas preferências e necessidades. Dessa forma, o idoso se sentirá mais capaz de

cuidar de si mesmo e realizar suas tarefas sem depender totalmente do cuidador.

4. Cuidado preventivo: Manter uma rotina consistente também contribui para o cuidado preventivo do idoso. Por exemplo, garantir horários regulares para a ingestão de medicamentos ou para a prática de atividades físicas pode ajudar a controlar condições crônicas de saúde. Além disso, uma rotina estruturada facilita a identificação de mudanças sutis no comportamento ou no estado de saúde do idoso, permitindo ao cuidador agir prontamente caso ocorra algum problema.

Em resumo, estar atento à rotina do idoso e mantê-la consistente é essencial para promover organização e bem-estar. O cuidador desempenha um papel fundamental ao proporcionar uma rotina estruturada, oferecendo segurança emocional, respeitando a independência do idoso e permitindo cuidados preventivos adequados.

ESTEJA FAMILIARIZADO COM AS CONDIÇÕES MÉDICAS DO IDOSO E AS LIMITAÇÕES ASSOCIADAS A ELAS

A importância do cuidador de idosos em estar familiarizado com as condições médicas do idoso e as limitações associadas a elas é fundamental para garantir um cuidado adequado e seguro. Cada idoso possui um conjunto único de condições médicas que podem incluir doenças crônicas, limitações físicas ou cognitivas, e é essencial que o cuidador esteja bem informado para providenciar o suporte necessário.

1. Segurança do idoso: Ao conhecer as condições médicas do idoso, o cuidador consegue identificar possíveis riscos e tomar medidas preventivas. Por exemplo, se o idoso tem problemas de mobilidade, o cuidador pode adaptar o ambiente para evitar quedas ou lesões. Se o idoso tem uma doença crônica, o cuidador pode ajudar a monitorar os sintomas e garantir a administração correta de medicamentos ou tratamentos.

2. Compreensão das limitações: Ao estar familiarizado com as limitações do idoso, o cuidador pode ajustar as atividades diárias e os cuidados de acordo com as necessidades do idoso. Se o idoso tem uma limitação física, o cuidador pode ajudar nas tarefas que exigem esforço físico, como banho, troca de roupas ou locomoção. Se o idoso tem uma limitação cognitiva, o cuidador pode adaptar a comunicação e oferecer suporte para atividades que estimulem a memória e a cognição.

3. Colaboração com a equipe médica: Estar familiarizado com as condições médicas do idoso também permite que o cuidador auxilie na comunicação e colaboração com a equipe médica. O cuidador pode ajudar a registrar e relatar sintomas, acompanhar consultas médicas e relembrar informações e orientações transmitidas pelo profissional de saúde. Isso é

especialmente importante se o idoso tiver dificuldades de compreensão ou memória.

4. Cuidado personalizado: Ao conhecer as condições médicas e limitações do idoso, o cuidador pode oferecer um cuidado mais personalizado e centrado no idoso. Ele pode adaptar as atividades, os cuidados de higiene, a alimentação e outras rotinas de acordo com as necessidades específicas do idoso, proporcionando um cuidado mais confortável e individualizado.

Em resumo, a familiaridade do cuidador de idosos com as condições médicas do idoso e suas limitações é essencial para proporcionar um cuidado adequado, personalizado e seguro. Isso permite que o cuidador tome medidas preventivas, ajuste os cuidados diários e colabore com a equipe médica para garantir o bem-estar e a qualidade de vida do idoso.

ESCUTE ATENTAMENTE AS PREOCUPAÇÕES E NECESSIDADES DO IDOSO E RESPONDA DE MANEIRA RESPEITOSA

A importância do cuidador de idosos em escutar atentamente as preocupações e necessidades do idoso e responder de maneira respeitosa é fundamental para estabelecer uma relação de confiança e promover o bem-estar emocional e psicológico do idoso. O ato de ouvir com empatia e responder com respeito é essencial para garantir que o idoso se sinta valorizado, compreendido e cuidado.

1. Valorização do idoso: Ao escutar atentamente as preocupações e necessidades do idoso, o cuidador valida sua importância e respeito como indivíduo. Muitas vezes, os idosos podem sentir que suas opiniões e desejos são ignorados ou menosprezados. O ato de realmente ouvir o que o idoso tem a dizer demonstra que suas palavras e sentimentos são levados a sério, contribuindo para sua autoestima e bem-estar emocional.

2. Compreensão do idoso: Ouvir atentamente o idoso permite ao cuidador compreender suas necessidades, desejos e preocupações de maneira mais profunda. Isso permite oferecer um cuidado personalizado e adaptado às suas especificidades. O idoso pode compartilhar suas preferências alimentares, suas rotinas de sono, suas atividades favoritas, entre outras coisas, o que ajuda o cuidador a adequar o cuidado de acordo com seus interesses e gostos.

3. Relação de confiança: Quando o cuidador escuta atentamente o idoso e responde de maneira respeitosa, uma relação de confiança é estabelecida entre eles. O idoso se sente à vontade

para expressar seus pensamentos e sentimentos, pois sabe que será ouvido e respeitado. Essa confiança promove um ambiente seguro e acolhedor, permitindo que o idoso se sinta à vontade para compartilhar suas necessidades e preocupações com o cuidador.

4. Bem-estar emocional: Muitas vezes, os idosos enfrentam desafios emocionais, como solidão, ansiedade ou tristeza. Ao escutar suas preocupações e necessidades, o cuidador pode oferecer apoio emocional, compaixão e companhia. O ato de ser ouvido e compreendido pelo cuidador pode aliviar o estresse e a angústia emocional do idoso, contribuindo para seu bem-estar psicológico geral.

Em resumo, escutar atentamente as preocupações e necessidades do idoso e responder de maneira respeitosa é essencial para promover sua valorização, compreensão, estabelecer uma relação de confiança e melhorar seu bem-estar emocional e psicológico. O ato de ouvir com empatia demonstra cuidado e respeito pelo idoso, incentivando-o a expressar suas vontades e necessidades de forma aberta e honesta.

OFEREÇA UM AMBIENTE SEGURO, ACOLHEDOR E AMIGÁVEL PARA O IDOSO DESENVOLVER RELACIONAMENTOS SOCIAIS

A importância do cuidador de idosos em oferecer um ambiente seguro, acolhedor e amigável para o idoso desenvolver relacionamentos sociais é crucial para promover seu bem-estar emocional, combater a solidão e proporcionar uma melhor qualidade de vida. A interação social é essencial para os idosos, pois ajuda a manter o seu senso de conexão, estimula a saúde mental e emocional, além de proporcionar momentos de alegria e companhia.

1. Combate à solidão: Muitos idosos podem se sentir isolados e solitários, especialmente se enfrentam dificuldades de mobilidade, perda de entes queridos ou falta de oportunidades sociais. O cuidador pode desempenhar um papel fundamental ao criar um ambiente onde o idoso possa se envolver em atividades sociais, conectar-se com outras pessoas e reduzir a sensação de solidão. Isso pode incluir a organização de encontros com amigos, a participação em grupos de interesse ou a criação de oportunidades para interação com familiares.

2. Estimulação mental e emocional: A interação social proporciona estímulo mental e emocional para o idoso. Conversar, compartilhar experiências e interesses com outras pessoas enriquece a vida do idoso, estimula a memória, promove a criatividade e ajuda a manter o cérebro ativo e saudável. Além disso, relacionamentos sociais positivos ajudam a reduzir o risco de depressão, ansiedade e outros problemas de saúde mental comuns na terceira idade.

3. Bem-estar emocional e qualidade de vida: Relacionamentos sociais saudáveis e significativos contribuem para o bem-estar emocional do idoso. Ao proporcionar um

ambiente amigável e acolhedor, o cuidador ajuda o idoso a estabelecer novas amizades e fortalecer as relações existentes. Isso cria um senso de pertencimento, aumenta a autoestima, reduz o estresse e melhora a qualidade de vida do idoso.

4. Oportunidade de partilhar experiências e sabedoria: Os idosos têm uma riqueza de conhecimentos, experiências e sabedoria acumulada ao longo dos anos. Oferecer a oportunidade de compartilhar essas experiências com outras pessoas é enriquecedor tanto para o idoso quanto para os demais. O cuidador pode organizar atividades em grupo, onde o idoso possa compartilhar seu conhecimento e vivências, contribuindo para o aprendizado de todos.

Em suma, o cuidador de idosos desempenha um papel fundamental ao oferecer um ambiente seguro, acolhedor e amigável para o idoso desenvolver relacionamentos sociais. Essa interação social promove a saúde mental e emocional, combate a solidão, estimula a mente e contribui para uma maior qualidade de vida. O papel do cuidador vai além dos cuidados físicos e inclui a criação de oportunidades para o idoso se conectar com os outros e viver uma vida socialmente ativa e satisfatória.

ESTIMULE A INDEPENDÊNCIA DO IDOSO, INCENTIVANDO-O A REALIZAR TAREFAS POR CONTA PRÓPRIA SEMPRE QUE POSSÍVEL

A importância do cuidador de idosos em estimular a independência do idoso, incentivando-o a realizar tarefas por conta própria sempre que possível, é fundamental para promover sua autonomia, autoestima e qualidade de vida. Mesmo que o idoso necessite de auxílio em determinadas atividades, é essencial permitir que ele desenvolva e mantenha sua capacidade de realizar tarefas por si mesmo, quando isso for seguro e viável.

1. Preservação da autonomia: Estimular a independência do idoso é essencial para preservar sua autonomia e autoestima. Quando o idoso é encorajado e capacitado a realizar tarefas por conta própria, ele se sente útil, capaz e com maior controle sobre sua própria vida. Isso contribui para manter sua identidade e dignidade, além de promover um senso de realização pessoal.

2. Melhoria da autoestima: Ao permitir que o idoso realize tarefas por conta própria, o cuidador está transmitindo confiança em suas habilidades e valorizando sua autonomia. Isso fortalece a autoestima do idoso, fazendo-o sentir-se mais autoconfiante e capaz de enfrentar os desafios do dia a dia. A sensação de conquistar algo faz bem para a autoimagem e bem-estar emocional do idoso.

3. Estímulo físico e mental: A realização de tarefas por conta própria é benéfica para a saúde física e mental do idoso. Ao praticar atividades cotidianas, como comer, tomar banho, vestir-se ou fazer pequenas tarefas domésticas, o idoso mantém suas habilidades motoras e cognitivas ativas. Isso contribui para a prevenção de perdas funcionais e melhoria da qualidade de vida geral.

4. Senso de propósito e satisfação: Permitir que o idoso realize tarefas por conta própria proporciona um senso de propósito e satisfação. A capacidade de cuidar de si mesmo e ser ativo nas atividades diárias, mesmo que com suporte do cuidador, possibilita que o idoso participe ativamente de sua própria vida e sinta-se útil. Isso é fundamental para manter um estado emocional equilibrado e um senso de propósito na fase idosa.

Em resumo, é fundamental que o cuidador de idosos incentive a independência do idoso, permitindo que ele realize tarefas por conta própria sempre que possível. Isso contribui para a preservação da autonomia, melhoria da autoestima, estímulo físico e mental e proporciona um senso de propósito e satisfação. É importante que o cuidador ofereça o suporte necessário, respeitando os limites e necessidades individuais do idoso, sempre com o objetivo de promover sua independência e qualidade de vida.

ESTEJA CIENTE DAS QUESTÕES DE MOBILIDADE DO IDOSO E OFEREÇA ASSISTÊNCIA QUANDO NECESSÁRIO

O cuidador de idosos desempenha um papel fundamental na vida de pessoas mais velhas, ajudando-as a manter sua independência e qualidade de vida. Uma das questões mais importantes que o cuidador deve estar ciente é da mobilidade do idoso, pois isso afeta diretamente sua capacidade de se mover e realizar atividades diárias.

A medida que envelhecemos, é natural que a mobilidade se torne um desafio. Os idosos podem apresentar dificuldades ao caminhar devido à fraqueza muscular, problemas nas articulações, dores crônicas ou diminuição da estabilidade. Além disso, quedas e acidentes são mais comuns nessa faixa etária e podem levar a lesões graves.

Ao estar ciente das questões de mobilidade do idoso, o cuidador pode tomar medidas preventivas para melhorar a segurança do ambiente, como remover obstáculos, instalar barras de apoio e garantir que o idoso tenha calçados adequados e antiderrapantes. Além disso, o cuidador pode oferecer assistência quando necessário, ajudando o idoso a se levantar de uma cadeira, a subir e descer escadas ou a se locomover pela casa.

A assistência do cuidador também inclui incentivar a prática de exercícios físicos adequados à idade e condição de saúde do idoso. O fortalecimento muscular e a melhora da flexibilidade são essenciais para promover a mobilidade e prevenir quedas. O cuidador pode auxiliar o idoso durante as atividades físicas, garantindo sua segurança e monitorando seu progresso.

Além disso, o cuidador deve estar atento aos sinais de dor ou desconforto que o idoso possa estar sentindo durante os movimentos. Caso o idoso apresente dificuldades significativas de mobilidade, o cuidador pode sugerir o uso de equipamentos de apoio, como bengalas, andadores ou cadeiras de rodas, para facilitar a locomoção e garantir a segurança.

É importante que o cuidador esteja ciente de que a mobilidade do idoso pode variar de um dia para o outro, dependendo dos níveis de energia, dor ou doenças em curso. Portanto, é fundamental ter paciência e compreensão, adaptando-se às necessidades do idoso em cada momento.

Em resumo, a mobilidade do idoso é uma questão crucial que o cuidador deve estar ciente. Oferecer assistência adequada, estar atento às necessidades e emoções do idoso, incentivar a prática de exercícios adequados e garantir a segurança durante os movimentos são medidas indispensáveis para proporcionar uma melhor qualidade de vida ao idoso.

MANTENHA O AMBIENTE LIMPO E ORGANIZADO, MINIMIZANDO RISCOS DE QUEDAS E ACIDENTES

O cuidador de idosos desempenha um papel vital na promoção da segurança e bem-estar do indivíduo mais velho. Uma das responsabilidades importantes desse cuidador é manter o ambiente limpo e organizado, com o intuito de minimizar os riscos de quedas e acidentes.

À medida que envelhecemos, a saúde e capacidade física de um idoso podem diminuir, tornando-os mais vulneráveis a acidentes domésticos, especialmente quedas. Quedas podem resultar em lesões sérias, como fraturas ósseas, traumatismos cranianos e contusões. Portanto, é crucial que o cuidador esteja atento à segurança do ambiente para evitar esses incidentes.

Ao manter o ambiente limpo e organizado, o cuidador reduz os riscos de tropeços ou escorregões acidentais. Isso envolve a limpeza regular da casa para eliminar qualquer sujeira, poeira, detritos ou líquidos derramados no chão. Além da limpeza, é essencial que o cuidador mantenha móveis, tapetes e objetos domésticos arrumados e fora do caminho de passagem.

O cuidador também pode garantir que os móveis estejam posicionados de forma adequada, de acordo com as necessidades do idoso. É importante evitar a superlotação de móveis em um espaço, permitindo assim um maior espaço de circulação para o idoso. Além disso, é recomendado remover ou substituir móveis instáveis ou com pontas afiadas, o que poderia ser um risco de acidentes.

Outro aspecto importante é garantir a organização dos objetos domésticos. Deve-se evitar o acúmulo de itens desnecessários ou desorganizados, pois eles podem se tornar obstáculos que podem levar a quedas ou acidentes. O cuidador pode implementar sistemas de organização, como caixas, prateleiras ou armários, para manter os objetos adequadamente guardados e evitando que se espalhem pelo ambiente.

Outrossim, o cuidador pode ajudar o idoso a realizar uma avaliação dos espaços de convivência, identificando possíveis riscos. Isso inclui garantir que corrimãos estejam instalados nas escadas, tapetes estejam fixados no chão ou removidos caso sejam escorregadios e que as luzes estejam bem distribuídas proporcionando uma iluminação adequada.

Mantendo o ambiente limpo e organizado, o cuidador está trabalhando na prevenção de acidentes e queda, proporcionando um ambiente seguro ao idoso. Além disso, o cuidador deve educar o idoso sobre a importância de manter o espaço ordenado, incentivando-o a ajudar na organização e a reportar qualquer situação de risco ou necessidade de reparo.

Em resumo, o cuidador de idosos desempenha um papel crucial na segurança do ambiente em que o indivíduo mais velho vive. Ao manter o ambiente limpo e organizado, minimizando riscos de quedas e acidentes, o cuidador promove a qualidade de vida do idoso, proporcionando um espaço seguro onde ele possa se movimentar livremente e viver com tranquilidade.

ESTEJA PREPARADO PARA LIDAR COM SITUAÇÕES DE EMERGÊNCIA E SAIBA COMO AGIR RAPIDAMENTE

O cuidador de idosos desempenha um papel fundamental na segurança e bem-estar do indivíduo mais velho. Uma das responsabilidades essenciais desse cuidador é estar preparado para lidar com situações de emergência e saber como agir rapidamente.

À medida que envelhecemos, aumentam os riscos de eventos de saúde imprevistos, como quedas, problemas respiratórios, paradas cardíacas, acidentes vasculares cerebrais (AVC) e outras emergências médicas. Nestas situações, a ação rápida e adequada pode fazer a diferença entre a vida e a morte, ou entre um resultado positivo e sequelas irreversíveis.

É imprescindível que o cuidador esteja preparado para lidar com essas situações de emergência. Isso implica em conhecer os sinais e sintomas de diferentes condições médicas comuns entre idosos, bem como as medidas de primeiros socorros apropriadas para cada caso.

O cuidador deve receber treinamento adequado em primeiros socorros e reanimação cardiopulmonar (RCP), a fim de estar preparado para agir de maneira rápida e eficiente em uma situação de emergência. Isso inclui aprender a identificar os sinais de uma parada cardíaca, a realizar compressões torácicas adequadas e a entrar em contato com os serviços de emergência a tempo.

Ademais, o cuidador deve ter conhecimento sobre a medicação e condições médicas do idoso que cuida, de modo a poder responder de forma apropriada em situações de emergência relacionadas a essas condições. É importante ter acesso a informações atualizadas sobre as doenças crônicas do idoso, bem como sobre os medicamentos que ele toma regularmente, suas doses e possíveis interações.

A preparação para lidar com situações de emergência também envolve a comunicação efetiva com os serviços de emergência. O cuidador deve saber como fornecer informações precisas sobre a condição do idoso, a localização exata e quaisquer informações relevantes para ajudar os profissionais de saúde a chegarem rapidamente e prestar os cuidados necessários.

Além disso, o cuidador deve estar ciente dos recursos e serviços de emergência disponíveis na comunidade, como hospitais, centros de saúde de urgência e contatos de médicos de confiança, para agir rapidamente em caso de necessidade.

Em resumo, a importância do cuidador de idosos estar preparado para lidar com situações de emergência e agir rapidamente não pode ser subestimada. É fundamental que o cuidador receba treinamento em primeiros socorros e RCP, conheça as condições médicas e medicamentos do idoso, saiba se comunicar com os serviços de emergência e esteja ciente dos recursos disponíveis na comunidade. Essas medidas podem ajudar a salvar vidas e garantir um cuidado adequado em momentos críticos.

ESTEJA CIENTE DAS NECESSIDADES ESPECIAIS DO IDOSO, COMO DIETAS ESPECÍFICAS E PREOCUPAÇÕES COM A SAÚDE

O cuidador de idosos desempenha um papel fundamental na vida dos idosos, proporcionando cuidados e suporte essenciais para garantir sua saúde, segurança e bem-estar. Além de manter o ambiente limpo e organizado, outra responsabilidade crucial do cuidador é estar ciente das necessidades especiais do idoso, especialmente em relação à dieta e preocupações com a saúde.

Muitos idosos têm condições de saúde específicas, como diabetes, pressão alta, doenças cardíacas, problemas renais, entre outros. Essas condições exigem cuidados especiais na alimentação, com a adoção de dietas específicas e restrições alimentares, como a redução de sal, açúcar ou gorduras. O cuidador de idosos deve ser informado sobre essas necessidades e ser capaz de planejar, preparar e fornecer alimentos adequados, garantindo que o idoso esteja recebendo os nutrientes necessários para sua saúde.

Além disso, o cuidador deve estar ciente de qualquer medicação que o idoso esteja tomando, bem como de possíveis interações medicamentosas e efeitos colaterais. É importante que o cuidador acompanhe a administração correta dos medicamentos, seguindo as orientações médicas e mantendo um registro preciso das doses e horários.

O cuidador também deve monitorar de perto o bem-estar geral do idoso, observando possíveis sintomas de desconforto ou deterioração da saúde. Isso inclui estar atento a sinais de desidratação, febre, alterações do apetite, dores e desconfortos. Caso seja necessário, o cuidador deve entrar em contato com os profissionais de saúde responsáveis ou buscar atendimento médico imediato, garantindo que o idoso receba a assistência necessária.

Além disso, o cuidador deve estar preparado para lidar com emergências médicas, como quedas, convulsões, problemas respiratórios e outras situações que possam colocar em risco a saúde e a vida do idoso. Saber o que fazer nessas situações, ter conhecimento de primeiros socorros e ter acesso rápido aos serviços médicos de emergência são habilidades importantes para um cuidador de idosos.

Em resumo, estar ciente das necessidades especiais do idoso, como dietas específicas e preocupações com a saúde, é uma responsabilidade importante e crucial do cuidador. Ao fornecer cuidados personalizados e atenciosos, o cuidador ajuda a garantir que o idoso tenha uma qualidade de vida melhor, além de minimizar o risco de complicações e promover a saúde e o bem-estar.

RESPEITE A PRIVACIDADE E A DIGNIDADE DO IDOSO, EVITANDO DISCUSSÕES ÍNTIMAS EM FRENTE A OUTRAS PESSOAS

O cuidador de idosos desempenha um papel fundamental na promoção do bem-estar e qualidade de vida dos idosos. Além de cuidar das necessidades físicas e emocionais, é igualmente importante que o cuidador respeite a privacidade e a dignidade do idoso.

O respeito à privacidade envolve permitir que o idoso tenha momentos de intimidade e autonomia. Isso significa evitar discussões íntimas em frente a outras pessoas, garantindo que o idoso tenha um ambiente seguro e acolhedor para compartilhar seus pensamentos, experiências e sentimentos. Um cuidador atento não deve expor o idoso, seja em conversas ou situações constrangedoras, assegurando que ele se sinta respeitado e digno em todos os momentos.

Além disso, é importante lembrar que o cuidador de idosos deve respeitar a confidencialidade das informações pessoais do idoso. Isso significa que qualquer informação compartilhada pelo idoso, como problemas de saúde, questões financeiras ou família, deve ser tratada com sigilo e discrição. O cuidador deve sempre obter o consentimento do idoso antes de compartilhar qualquer informação com terceiros, para preservar sua dignidade e privacidade.

A privacidade e a dignidade do idoso são elementos essenciais para o seu bem-estar emocional e psicológico. Ao respeitar a privacidade do idoso, o cuidador cria um ambiente de confiança, onde o idoso se sente à vontade para expressar suas necessidades, desejos e preocupações. Isso fortalece a relação de cuidado entre o idoso e o cuidador, permitindo o desenvolvimento de uma parceria mais saudável e significativa.

Importante mencionar que o respeito à dignidade do idoso contribui para a manutenção da sua autonomia e autoestima. Quando o cuidador evita situações constrangedoras ou humilhantes, o idoso se sente valorizado e respeitado, melhorando sua qualidade de vida. Isso é especialmente importante em um contexto em que o envelhecimento muitas vezes está associado a perda de independência e desvalorização social.

Em resumo, o cuidador de idosos desempenha um papel fundamental no cuidado e bem-estar dos idosos. Uma parte essencial desse cuidado é a garantia da privacidade e da dignidade do idoso. Ao respeitar esses aspectos, o cuidador contribui para a qualidade de vida do idoso, mantém sua autoestima e fortalece a relação de confiança entre ambos.

APOIE AS ATIVIDADES COGNITIVAS DO IDOSO, COMO JOGOS DE MEMÓRIA E LEITURA

O papel do cuidador de idosos vai além das necessidades físicas do idoso, englobando também o suporte às atividades cognitivas. Essas atividades são extremamente importantes para manter a saúde mental do idoso, estimular a memória e preservar suas habilidades cognitivas.

Acredita-se que o cérebro continue a se desenvolver mesmo na terceira idade, e o estímulo cognitivo desempenha um papel crucial nesse processo. Por meio de atividades como jogos de memória, leitura, quebra-cabeças e outras tarefas que desafiam o cérebro, é possível promover a plasticidade neural e manter as funções cognitivas ativas.

Nesse sentido, o cuidador de idosos tem um papel fundamental ao apoiar e encorajar as atividades cognitivas do idoso. Ele pode criar um ambiente propício para essas atividades, fornecer materiais adequados e se envolver ativamente nessas práticas. Isso pode incluir, por exemplo, jogar cartas com o idoso, ler um livro em conjunto ou propor que trabalhem em quebra-cabeças.

Ao incentivar as atividades cognitivas, o cuidador também auxilia na prevenção e retardamento de doenças degenerativas, como o Alzheimer. Estudos científicos mostram que estimular o cérebro com atividades cognitivas regulares pode ajudar a fortalecer as conexões neuronais, ampliar a reserva cognitiva e diminuir o risco de desenvolver doenças neurodegenerativas.

Além disso, essas atividades contribuem para o bem-estar emocional e social do idoso. Participar de jogos de memória ou se envolver em leituras compartilhadas promove a interação social, estimula a comunicação e pode ajudar a criar um senso de pertencimento e conexão com outras pessoas.

Por fim, o cuidador de idosos deve estar atento às preferências e limitações do idoso, adaptando as atividades cognitivas de acordo com suas necessidades individuais. Cada idoso tem habilidades cognitivas diferentes e pode ter interesse ou habilidade em certas tarefas. O cuidador deve respeitar essas diferenças e garantir que as atividades sejam adequadas e prazerosas para o idoso.

Em resumo, o cuidador de idosos tem um papel importante em apoiar as atividades cognitivas do idoso. Ao proporcionar estímulos adequados e envolver-se ativamente nessas atividades, o cuidador contribui para a saúde mental, a plasticidade neural e o bem-estar emocional do idoso. Essas práticas são essenciais para preservar as habilidades cognitivas e prevenir doenças degenerativas, além de promover a interação social e o senso de pertencimento do idoso.

PROCURE AMPLIAR OS INTERESSES DO IDOSO, EXPONDO-O A NOVAS EXPERIÊNCIAS

O mundo está em constante evolução, e isso inclui as atividades e interesses dos idosos. Muitas vezes, por conta da idade avançada e limitações físicas, os idosos acabam se afastando de novas experiências e passam a viver em uma rotina monótona e limitada. Nesse contexto, o cuidador de idosos desempenha um papel fundamental ao ampliar os interesses do idoso e proporcionar novas experiências.

Um excelente cuidador entende a importância de estimular o idoso a explorar diferentes áreas de interesse, como arte, música, literatura, culinária e esportes adaptados. Tais atividades permitem que o idoso descubra novas paixões, encontre prazer em aprender coisas novas e esteja em constante desenvolvimento pessoal.

Ao expor o idoso a novas experiências, o cuidador promove um senso de renovação e vitalidade, auxiliando no combate ao isolamento social e na preservação da saúde mental. O contato com atividades que despertam o interesse do idoso promove uma sensação de propósito e pertencimento, contribuindo para uma vida mais significativa e satisfatória.

Além disso, a ampliação dos interesses também pode trazer benefícios físicos, como a melhoria da coordenação motora e o estímulo da capacidade cognitiva. Ao praticar atividades diferentes, o idoso exercita o cérebro e mantém sua mente ativa, retardando o declínio natural da memória e promovendo um envelhecimento saudável.

Para desempenhar essa importante função, o cuidador precisa estar atento aos gostos e preferências do idoso, estabelecendo um diálogo aberto e acolhedor. É essencial que haja uma relação de confiança entre cuidador e idoso, para que ambos possam compartilhar ideias, sugestões e opiniões. Dessa forma, o cuidador pode selecionar atividades que sejam compatíveis com o perfil e as capacidades do idoso, garantindo uma experiência prazerosa e enriquecedora.

Em resumo, o cuidador de idosos tem o poder de abrir um mundo de possibilidades para o idoso, ao ampliar seus interesses e expô-lo a novas experiências. Essa prática fortalece o senso de identidade e autonomia do idoso, estimula o seu desenvolvimento pessoal e contribui para uma vida mais rica e satisfatória. O cuidador desempenha um papel crucial na promoção do bem-estar físico, emocional e intelectual do idoso, proporcionando um envelhecimento saudável e repleto de novidades.

MANTENHA UM AMBIENTE LIVRE DE ESTRESSE E TENTE MINIMIZAR AS SITUAÇÕES QUE CAUSAM ANSIEDADE NO IDOSO

O cuidador de idosos desempenha um papel vital em proporcionar um ambiente tranquilo e livre de estresse para o idoso. É fundamental reconhecer que o estresse e a ansiedade podem ter um impacto significativo na saúde física e mental dos idosos, e cabe ao cuidador minimizar essas situações e promover um ambiente seguro e positivo.

Existem diversas situações que podem gerar estresse e ansiedade nos idosos, como mudanças de rotina, barulhos excessivos, conflitos familiares, problemas de saúde, entre outros. O papel do cuidador é identificar essas situações e adotar estratégias para minimizá-las.

Uma das maneiras mais eficazes de criar um ambiente livre de estresse é proporcionar uma rotina estruturada e previsível para o idoso. Manter horários regulares para alimentação, medicação, higiene e atividades recreativas pode ajudar a reduzir a ansiedade relacionada à incerteza e proporcionar segurança e estabilidade ao idoso.

O cuidador deve estar atento aos gatilhos de estresse e ansiedade específicos do idoso e buscar evitá-los ou lidar com eles de forma adequada. Isso pode envolver evitar situações conflituosas, monitorar a exposição a eventos estressantes, oferecer suporte emocional e, se necessário, buscar ajuda profissional, como terapias ou acompanhamento psicológico.

Um ambiente tranquilo e livre de estresse também pode ser criado por meio da implementação de técnicas de relaxamento e promoção do bem-estar. O cuidador pode incentivar o idoso a praticar atividades relaxantes, como meditação, respiração profunda, ioga, leitura ou ouvir música suave. Essas práticas podem ajudar a reduzir a ansiedade, melhorar a qualidade do sono e promover um estado de calma e tranquilidade.

Outra forma importante de minimizar o estresse no ambiente é estimulando a comunicação aberta e o diálogo. O cuidador deve incentivar o idoso a expressar suas preocupações, sentimentos e emoções, oferecendo um ambiente acolhedor e empático para que o idoso se sinta ouvido e compreendido.

É importante ressaltar que, como cuidador, é necessário cuidar também de sua própria saúde mental e emocional. Estar emocionalmente equilibrado permite ao cuidador oferecer um ambiente mais tranquilo e acolhedor para o idoso. Buscar apoio emocional, estabelecer limites saudáveis e adotar práticas de autocuidado são essenciais para garantir o bem-estar tanto do cuidador quanto do idoso.

Em suma, o cuidador de idosos desempenha um papel primordial em proporcionar um ambiente livre de estresse e minimizar situações de ansiedade para o idoso. Ao criar uma rotina estruturada, evitar gatilhos de estresse, incentivar práticas de relaxamento e promover a comunicação aberta, o cuidador contribui para a saúde física e mental do idoso, proporcionando um ambiente tranquilo e seguro.

TENHA PACIÊNCIA E TOLERÂNCIA AO LIDAR COM COMPORTAMENTOS DESAFIADORES DO IDOSO

A paciência e a tolerância são atributos essenciais para um cuidador de idosos ao lidar com comportamentos desafiadores. É importante compreender que, em alguns casos, os idosos podem apresentar alterações comportamentais devido a condições de saúde, perda de autonomia, demência ou simplesmente por estarem passando por dificuldades emocionais.

Ao manifestar comportamentos desafiadores, como agitação, irritabilidade, agressividade ou desobediência, o idoso pode estar expressando suas necessidades de forma não verbal. O cuidador deve se esforçar para identificar as causas subjacentes desses comportamentos e abordá-las com empatia e compreensão.

Ter paciência significa compreender que o idoso pode ter dificuldades em comunicar suas necessidades ou emoções, e que os comportamentos desafiadores podem ser uma forma de expressão. É fundamental oferecer um ambiente seguro e acolhedor para que o idoso se sinta confortável em se expressar e buscar alternativas para atender às suas necessidades.

A tolerância também desempenha um papel importante no cuidado ao idoso. É fundamental entender que os comportamentos desafiadores não são pessoais, mas sim uma manifestação de desconforto ou frustração por parte do idoso. O cuidador deve adotar uma postura compassiva, evitando reações impulsivas ou negativas, e buscar estratégias de intervenção adequadas, como distração, redirecionamento ou técnicas de comunicação não verbal.

Além disso, é essencial desenvolver a capacidade de adaptação e flexibilidade ao lidar com comportamentos desafiadores do idoso. Cada idoso é único e pode reagir de maneira diferente diante de situações estressantes. O cuidador deve estar preparado para ajustar suas abordagens e estratégias de acordo com as necessidades individuais do idoso, buscando sempre o melhor para seu bem-estar e segurança.

É importante ressaltar que, em alguns casos, o cuidador pode se sentir sobrecarregado ou frustrado diante de comportamentos desafiadores constantes. Nesses momentos, é fundamental buscar apoio emocional e orientação profissional, como psicólogos ou grupos de suporte a cuidadores, para lidar com essas situações de maneira saudável e eficaz.

Em resumo, ter paciência e tolerância ao lidar com comportamentos desafiadores do idoso é crucial para um cuidador. Esses atributos permitem que o cuidador compreenda as necessidades subjacentes aos comportamentos, ofereça um ambiente seguro e acolhedor, e busque estratégias de intervenção adequadas. Através dessa abordagem, é possível garantir o bem-estar e a qualidade de vida do idoso, promovendo um cuidado humanizado e compassivo.

ESTEJA ABERTO A APRENDER NOVAS HABILIDADES E TÉCNICAS DE CUIDADO PARA APRIMORAR SUA PRÁTICA COMO CUIDADOR

O cuidador de idosos desempenha um papel fundamental na vida dos idosos, proporcionando cuidados essenciais e garantindo seu bem-estar. No entanto, para desempenhar esse papel de maneira eficiente, é importante que o cuidador esteja aberto a aprender novas habilidades e técnicas de cuidado.

A prática de cuidar de idosos está em constante evolução devido aos avanços na área da saúde e às necessidades específicas de cada indivíduo. Portanto, o cuidador deve estar disposto a adquirir conhecimentos atualizados e buscar maneiras de aprimorar sua prática.

Através da busca constante por aprendizado, o cuidador terá a oportunidade de adquirir novas habilidades e técnicas que podem melhorar a qualidade de vida do idoso. Isso inclui conhecimentos sobre cuidados de saúde, administração de medicamentos, primeiros socorros, técnicas de mobilização e posicionamento, entre outros.

Ademais, ao estar aberto a aprender novas habilidades, o cuidador poderá oferecer cuidados mais personalizados e adaptados às necessidades individuais de cada idoso. Cada pessoa é única e possui suas próprias demandas e preferências. Ao adquirir novos conhecimentos, o cuidador poderá oferecer uma maior variedade de opções de cuidado, tornando o ambiente mais confortável e agradável para o idoso.

A atualização constante também permite que o cuidador ofereça um cuidado mais seguro, reduzindo riscos e evitando complicações. Por exemplo, aprender sobre medidas de prevenção de quedas, manejo de doenças crônicas e identificação de sinais de alerta podem ser cruciais para garantir a saúde e o bem-estar dos idosos.

Adicionalmente, estar aberto a aprender novas habilidades pode trazer benefícios não apenas para o idoso, mas também para o próprio cuidador. A aquisição de novos conhecimentos pode fornecer oportunidades de crescimento pessoal e profissional, aumentando a satisfação e a motivação no cuidado.

Em resumo, a importância do cuidador de idosos em estar aberto a aprender novas habilidades e técnicas de cuidado é essencial para oferecer um cuidado personalizado, adaptado e seguro aos idosos. A busca constante por conhecimento e aprimoramento garantem que o cuidador esteja preparado para enfrentar os desafios e necessidades específicas de cada indivíduo, tornando sua prática cada vez mais eficiente e de qualidade.

ESTEJA DISPOSTO A RECEBER FEEDBACK DOS FAMILIARES DO IDOSO E FAÇA AJUSTES QUANDO NECESSÁRIO

O cuidador de idosos desempenha um papel fundamental no bem-estar e qualidade de vida do indivíduo idoso. Além de prestar assistência nas atividades diárias e cuidados físicos, o cuidador também precisa estar aberto a receber feedback dos familiares do idoso e fazer ajustes quando necessário.

O feedback dos familiares é extremamente importante, pois são eles que têm um conhecimento mais próximo do idoso, de suas preferências, rotina e necessidades específicas. Ao escutar atentamente os familiares e receber seu feedback, o cuidador pode adquirir informações valiosas que vão auxiliar no cuidado do idoso, garantindo que suas demandas sejam atendidas de forma adequada.

Ao receber feedback, o cuidador deve estar disposto a fazer ajustes quando necessário. Cada idoso é único, com suas próprias características e necessidades, e é fundamental que o cuidador esteja aberto a adaptar sua abordagem e forma de cuidado de acordo com essas particularidades. Por exemplo, se a família informar que o idoso prefere tomar banho em determinado horário ou que precisa de algum tipo específico de alimentação, é imprescindível que o cuidador esteja disposto a realizar essas alterações em sua rotina de cuidado.

Fazer ajustes quando necessário também é uma forma de demonstrar profissionalismo e comprometimento com o bem-estar do idoso. O cuidador que está aberto a receber feedback e fazer alterações mostra que está disposto a aprender e se adaptar às demandas específicas de cada idoso, proporcionando um cuidado mais personalizado e eficiente.

Além disso, a comunicação aberta com os familiares contribui para a construção de um ambiente de confiança e parceria entre todas as partes envolvidas no cuidado. A família se sentirá confortável em compartilhar suas preocupações, sugestões e opiniões, e o cuidador poderá oferecer um suporte mais adequado ao idoso.

Em resumo, a importância do cuidador de idosos em estar disposto a receber feedback dos familiares do idoso e fazer ajustes quando necessário está relacionada com a personalização do cuidado, o bem-estar do idoso e a construção de uma relação de confiança e colaboração com a família. Esse processo contínuo de comunicação e adaptação garante que o idoso receba o melhor cuidado possível, de acordo com suas necessidades individuais.

ESTEJA ATENTO A MUDANÇAS NA SAÚDE DO IDOSO E COMUNIQUE-SE COM A EQUIPE MÉDICA

O cuidador de idosos desempenha um papel crucial na promoção da saúde e bem-estar do indivíduo mais velho. Uma das principais responsabilidades do cuidador é estar atento a mudanças na saúde do idoso e comunicar-se de forma efetiva com a equipe médica.

A medida que envelhecemos, é comum que surjam alterações na saúde do idoso, como o surgimento de doenças crônicas, alterações cognitivas e diminuição da capacidade funcional. O cuidador deve estar atento a essas mudanças, observando sintomas, comportamentos e qualquer indicativo de que algo está errado. Identificar precocemente problemas de saúde é essencial para que o idoso possa receber o tratamento adequado o mais rápido possível.

Além de estar atento a mudanças na saúde do idoso, o cuidador também tem o papel de se comunicar constantemente com a equipe médica responsável pelo cuidado do idoso. É fundamental manter uma relação estreita com médicos, enfermeiros e demais profissionais de saúde, para que eles possam acompanhar de perto a evolução do idoso e fornecer orientações específicas para sua condição de saúde.

A comunicação com a equipe médica envolve compartilhar todas as informações relevantes sobre o idoso, como histórico de saúde, sintomas observados, medicações em uso e qualquer outra informação que possa auxiliar no diagnóstico e tratamento. Além disso, o cuidador deve participar de consultas médicas e relatar de forma precisa e clara todas as preocupações e mudanças observadas.

Uma comunicação efetiva com a equipe médica contribui para que o idoso receba um cuidado holístico e adequado à sua condição de saúde. Os profissionais de saúde podem fornecer orientações valiosas para o cuidador, incluindo instruções para administração de medicações, dicas de cuidados específicos e sugestões para melhorar a qualidade de vida do idoso.

Outrossim, o cuidador também pode receber treinamentos e capacitações da equipe médica, a fim de aprimorar suas habilidades no cuidado do idoso. Esses treinamentos podem abordar tópicos como primeiros socorros, prevenção de quedas, administração de medicações e outros cuidados específicos.

Em resumo, estar atento a mudanças na saúde do idoso e se comunicar com a equipe médica são dois aspectos de extrema importância para o cuidador de idosos. Essas práticas permitem uma resposta rápida e adequada a problemas de saúde e garantem que o idoso receba o cuidado necessário para manter sua saúde e bem-estar em dia. A colaboração entre cuidador e equipe médica é essencial para promover a qualidade de vida do idoso e garantir um cuidado eficiente e integral.

MANTENHA-SE ATUALIZADO EM RELAÇÃO ÀS MELHORES PRÁTICAS NO CUIDADO DE IDOSOS

O cuidador de idosos é responsável por prestar assistência e cuidados diários a indivíduos mais velhos, garantindo seu bem-estar e qualidade de vida. Para desempenhar esse papel de maneira eficaz, é fundamental que o cuidador se mantenha atualizado em relação às melhores práticas no cuidado de idosos.

A área de cuidados para idosos está em constante evolução, com novas pesquisas, técnicas e abordagens surgindo regularmente. Ser capaz de acompanhar essas mudanças e adotar as melhores práticas é essencial para garantir um cuidado de qualidade ao idoso.

Ficar atualizado significa estar ciente das últimas descobertas científicas e avanços na área de geriatria. Isso inclui conhecer as melhores estratégias de prevenção e tratamento de doenças comuns em idosos, como demência, diabetes, hipertensão e osteoporose. Além disso, é importante estar familiarizado com a promoção da saúde mental e emocional, alimentação adequada, exercícios físicos recomendados e outras medidas preventivas.

A atualização também envolve estar atento às recomendações de práticas de cuidado seguro e efetivo. Por exemplo, aprender e aplicar corretamente as técnicas de mobilização do idoso, prevenção de quedas, higiene pessoal, administração de medicamentos e cuidados com feridas. Acompanhar quais são os equipamentos e tecnologias mais modernos e eficazes no cuidado de idosos, como dispositivos para monitoramento de saúde, também é importante.

Além disso, é importante que o cuidador esteja ciente das mudanças legais e regulamentares relacionadas ao cuidado de idosos, como leis sobre direitos dos idosos, proteção contra abusos e regulamentações específicas para cuidadores. Isso ajuda a garantir que o cuidador esteja agindo de acordo com as diretrizes e regulamentações adequadas.

Manter-se atualizado não se limita apenas ao conhecimento teórico. Participar de workshops, treinamentos e cursos específicos para cuidadores de idosos é uma excelente forma de adquirir novas habilidades práticas, aprender com profissionais experientes e trocar experiências com outros cuidadores.

Em resumo, a importância do cuidador de idosos em se manter atualizado em relação às melhores práticas no cuidado de idosos é fundamental para garantir um cuidado de qualidade, seguro e eficaz. Isso contribui para o bem-estar do idoso, previne complicações desnecessárias e proporciona um cuidado holístico e personalizado.

CUIDE DE SI MESMO, BUSCANDO APOIO EMOCIONAL E FÍSICO PARA EVITAR O BURNOUT

O cuidador de idosos desempenha um papel crucial na sociedade ao garantir que os idosos recebam o cuidado e a atenção necessários para viver com dignidade e conforto. No entanto, muitas vezes eles são sobrecarregados com uma carga de trabalho excessiva e enfrentam diversos desafios físicos e emocionais, o que pode levar ao burnout.

O burnout é um estado de exaustão física, mental e emocional resultante do estresse crônico e prolongado. Os cuidadores de idosos estão particularmente propensos a desenvolver essa condição devido à natureza exigente de seu trabalho. Eles estão constantemente lidando com as necessidades médicas, emocionais e diárias dos idosos, o que pode ser extremamente desgastante.

Por isso, é fundamental que os cuidadores de idosos cuidem de si mesmos e busquem apoio emocional e físico para evitar o burnout. O cuidador precisa perceber que cuidar de si mesmo não é egoísmo, mas sim uma forma de garantir que ele possa continuar a prestar assistência de qualidade aos idosos.

Uma forma de evitar o burnout é buscar apoio emocional. Os cuidadores de idosos muitas vezes enfrentam sentimentos de solidão, isolamento e tristeza decorrentes do trabalho árduo e das dificuldades enfrentadas pelos idosos. É importante que eles tenham alguém em quem confiar, alguém com quem possam compartilhar suas preocupações e desabafar. Isso pode ser um amigo, um grupo de apoio ou até mesmo um profissional de saúde mental especializado em cuidadores.

Oportuno lembrar que os cuidadores de idosos devem buscar apoio físico para evitar o burnout. Isso inclui cuidar da própria saúde e bem-estar, o que significa alimentar-se adequadamente, exercitar-se regularmente e descansar o suficiente. Eles também devem aproveitar as oportunidades de tirar folgas regulares e pedir ajuda quando necessário. É importante reconhecer que eles não podem fazer tudo sozinhos e que é perfeitamente aceitável solicitar auxílio de familiares, amigos ou serviços profissionais.

Os cuidadores de idosos desempenham um papel fundamental na sociedade e é essencial que eles cuidem de si mesmos para poderem continuar a oferecer o melhor cuidado possível. O autocuidado não deve ser negligenciado, pois é a chave para evitar o burnout e manter uma saúde física e mental equilibrada.

Em suma, ao buscar apoio emocional e físico, os cuidadores podem encontrar forças para enfrentar os desafios e continuar a fornecer assistência de qualidade aos idosos que dependem deles.

DEMONSTRE AMOR, CARINHO E RESPEITO PELO IDOSO QUE CUIDA, PROMOVENDO UM AMBIENTE POSITIVO E DE BEM-ESTAR

O cuidador de idosos desempenha um papel fundamental na vida dos idosos que requerem assistência, fornecendo-lhes amor, carinho e respeito. Ao promover um ambiente positivo e de bem-estar, o cuidador não só supre as necessidades físicas dos idosos, como também contribui para a sua saúde mental e emocional.

Demonstrar amor pelos idosos que cuidam é essencial para estabelecer uma relação de confiança e afeto. Isso pode ser feito através de gestos simples, como um sorriso sincero, abraço, elogio ou palavra gentil. Essas ações demonstram aos idosos que eles são amados e valorizados, elevando a sua autoestima e senso de pertencimento.

O carinho é outra dimensão importante na relação entre o cuidador e o idoso. Isso pode ser expresso de várias maneiras, como através do toque afetuoso, da atenção dedicada ao cuidar da sua higiene pessoal, alimentação e conforto. O carinho promove uma sensação de segurança e bem-estar nos idosos, transmitindo-lhes a sensação de que estão sendo cuidados com zelo e dedicação.

Respeitar o idoso que está sendo cuidado é primordial para garantir a sua dignidade e autonomia. Isso envolve respeitar as suas decisões, ideias, preferências e limitações. O cuidador deve envolver o idoso nas tomadas de decisão sempre que possível, ouvindo-o atentamente e levando em consideração as suas vontades. Ao respeitar o idoso, o cuidador mostra que valoriza a sua individualidade e contribui para a sua autoestima.

Promover um ambiente positivo e de bem-estar para o idoso é essencial para a sua qualidade de vida. Isso pode ser feito através da criação de um ambiente acolhedor, seguro e familiar. É importante fornecer uma rotina estruturada, estimulá-lo a participar de atividades que lhe tragam prazer, incentivar a socialização e oferecer momentos de lazer e diversão. Essas ações promovem o bem-estar físico, emocional e cognitivo do idoso, contribuindo para a sua felicidade e satisfação.

Em resumo, o cuidador de idosos que demonstra amor, carinho e respeito pelo idoso que cuida, promove um ambiente positivo e de bem-estar, proporcionando-lhe qualidade de vida. Essas ações não só suprem as necessidades básicas do idoso, como também contribuem para a sua saúde mental, emocional e física. O cuidado amoroso e respeitoso é essencial para que os idosos se sintam valorizados, acolhidos e felizes, tornando a experiência de envelhecer mais significativa e gratificante.

DAS OBRIGAÇÕES E DOS DEVERES DO PROFISIONAL DE CUIDADOR DE IDOSOS

O cuidador de idosos desempenha um papel essencial na vida dos idosos e na sociedade como um todo. Ele é responsável por fornecer assistência e cuidados necessários para garantir o bem-estar e a qualidade de vida dos idosos que dependem de ajuda.

Entre as obrigações e deveres do profissional de cuidador de idosos, estão:

1. Cuidados básicos: O cuidador é responsável por atender às necessidades básicas do idoso, como alimentação adequada, cuidados de higiene pessoal, administração de medicamentos e acompanhamento regular de saúde. Isso inclui ajudar o idoso a se vestir, tomar banho, alimentar-se e realizar outras atividades diárias.

2. Companhia e interação social: O cuidador deve estar disponível para fornecer companhia ao idoso, incentivando a interação social e a participação em atividades de lazer. Isso pode incluir conversas, jogos, passeios ou qualquer outra forma de entretenimento que proporcione uma sensação de bem-estar e combata o isolamento social.

3. Monitoramento e cuidado com a saúde: O cuidador deve monitorar regularmente a saúde do idoso, observando sinais de desconforto, mudanças físicas ou emocionais, e relatar qualquer alteração ao profissional de saúde responsável. O cuidador também deve auxiliar o idoso na adesão a medicamentos prescritos e garantir que ele siga os cuidados recomendados.

4. Acompanhamento em atividades externas: O cuidador também pode ser responsável por acompanhar o idoso em suas atividades externas, como consultas médicas, passeios ao ar livre, visitas a familiares ou amigos, compras e outras atividades que façam parte da rotina do idoso.

5. Manutenção do ambiente seguro: É dever do cuidador garantir que o ambiente em que o idoso vive seja seguro e adequado para suas necessidades. Isso inclui verificar a segurança da residência, como instalações elétricas, pisos antiderrapantes, corrimãos, entre outros ajustes que possam evitar acidentes e quedas.

6. Atendimento emocional e apoio moral: O cuidador de idosos deve estar disponível para ouvir e oferecer apoio emocional ao idoso. Muitas vezes, os idosos enfrentam sentimentos de solidão, tristeza ou ansiedade, e o cuidador deve demonstrar empatia, compreensão e paciência ao lidar com tais sentimentos.

Em resumo, o cuidador de idosos tem uma lista de obrigações e deveres para garantir o bem-estar e a qualidade de vida dos idosos que cuida. Além de fornecer cuidados básicos, o cuidador também desempenha um papel fundamental ao oferecer apoio emocional, promover a interação social, monitorar a saúde e proporcionar um ambiente seguro. É através dessas responsabilidades que o cuidador contribui para o bem-estar dos idosos e para a sociedade como um todo.

DA RESPONSABILIDADE CIVIL DO PROFISSIONAL DE CUIDADOR DE IDOSOS EM RAZÃO DE SUA ATUAÇÃO

O cuidador de idosos muitas vezes atua em conjunto com outros profissionais da área de saúde, como os profissionais de enfermagem. Nestes casos, é fundamental que o cuidador esteja ciente da responsabilidade civil que o profissional de enfermagem possui em relação à sua atuação.

A responsabilidade civil é a obrigação de reparar danos causados a terceiros em decorrência de uma conduta negligente, imprudente ou dolosa. No caso do profissional de enfermagem, sua atuação pode gerar consequências tanto positivas quanto negativas para a saúde e bem-estar do idoso.

É importante que o cuidador de idosos esteja ciente de que a responsabilidade civil do profissional de enfermagem está vinculada a ações ou omissões que possam causar danos ao idoso. Portanto, o cuidador deve tomar medidas para garantir que a atuação do profissional de enfermagem seja realizada com competência, ética e respeito.

É dever do cuidador estar atento a sinais de negligência ou falhas na atuação do profissional de enfermagem, buscando tomar as devidas providências para corrigir a situação. Isso pode incluir comunicar os superiores responsáveis, solicitar a troca de profissional, ou até mesmo buscar recursos jurídicos caso haja danos ocasionados pela atuação inadequada do profissional de enfermagem.

Além disso, o cuidador deve zelar pela segurança do idoso, auxiliando-o nas atividades diárias e observando quaisquer irregularidades no atendimento ou cuidados realizados pelo profissional de enfermagem. A atuação diligente do cuidador é fundamental para evitar danos ao idoso e para o cumprimento das responsabilidades legais do profissional de enfermagem.

O dano ao idoso pode ocorrer por ação, omissão, imperícia, negligência e imprudência, que são conceitos importantes quando se trata da responsabilidade civil do cuidador de idosos. Vamos entender cada um deles e como eles podem ocorrer em casos reais, bem como as consequências de acordo com o Código Civil brasileiro.

Ação refere-se a um comportamento ativo por parte do cuidador, ou seja, quando ele realiza uma ação que resulta em danos ao idoso. Um exemplo disso pode ser quando o cuidador administra incorretamente a medicação, levando a efeitos colaterais graves. Nesse caso, o cuidador poderá ser responsabilizado por sua ação inadequada, conforme os artigos do Código Civil que tratam da responsabilidade civil (art. 186 e 927).

Omissão ocorre quando o cuidador deixa de agir em uma situação em que sua atuação é esperada. Por exemplo, se o cuidador presencia uma queda do idoso e não presta a devida assistência imediata, ele pode ser considerado omisso. A omissão pode resultar em danos ao idoso e, novamente, o cuidador pode ser responsabilizado com base nos mesmos artigos do Código Civil citados anteriormente.

Imperícia refere-se à falta de habilidade técnica ou conhecimento especializado para realizar determinada tarefa. No contexto do cuidado aos idosos, pode ocorrer quando o cuidador não tem conhecimento adequado para lidar com certos procedimentos, como a correta manipulação de equipamentos médicos. Se, devido a essa falta de habilidade, o idoso sofre danos, o cuidador pode ser considerado imperito e consequentemente responsabilizado, conforme previsto no Código Civil (art. 951).

Negligência ocorre quando o cuidador não desempenha suas obrigações com o cuidado, a atenção e a diligência devidas. Por exemplo, se o cuidador não providencia a higiene e a alimentação adequadas do idoso, resultando em problemas de saúde decorrentes da negligência, ele pode ser responsabilizado civilmente. Nesse caso, o cuidador estará sujeito aos artigos 186 e 927 do Código Civil.

Imprudência, por fim, é a falta de cautela ou o descuido excessivo no desempenho de uma ação. Isso pode acontecer quando o cuidador age de maneira precipitada, sem considerar adequadamente os riscos envolvidos. Um exemplo seria o cuidador transportar o idoso de forma inadequada, causando lesões. Na hipótese de imprudência, o cuidador poderá ser responsabilizado com base nos mesmos artigos do Código Civil (art. 186 e 927).

Em todos os casos mencionados, as consequências para o cuidador podem ser a obrigação de reparar o dano causado, seja de natureza moral ou material. Essa reparação pode incluir o pagamento de indenizações ao idoso ou à sua família, conforme a extensão dos danos sofridos. Ainda, o cuidador pode sofrer outras sanções, como a perda do emprego ou até mesmo a proibição de exercer a profissão em casos mais graves.

É importante ressaltar que a análise específica de cada caso é essencial para determinar a responsabilidade, avaliando as circunstâncias e as provas disponíveis. Portanto, em situações em que haja suspeita de ação, omissão, imperícia, negligência ou imprudência por parte do cuidador de idosos, a orientação é buscar a orientação de um profissional jurídico capacitado para lidar com questões de direito civil.

Em resumo, a responsabilidade civil em relação à sua atuação exige que o cuidador de idosos esteja ciente da importância de observar e tomar medidas diante de condutas inadequadas ou negligentes que possam acarretar danos ao idoso. Essa consciência é fundamental para garantir a segurança e o bem-estar do idoso, bem como para o cumprimento das obrigações legais.

CONCLUSÃO

Como vsisto, "Dicas de Sucesso para o Cuidador de Idosos" é um guia fundamental e abrangente que oferece um sólido conjunto de conselhos e estratégias para aqueles que desempenham o papel crucial de cuidador de idosos. Ao longo das páginas deste livro, o leitor foi e é incentivado a aprimorar suas habilidades técnicas e emocionais, a desenvolver empatia e compreensão, e a encontrar um equilíbrio saudável entre suas próprias necessidades e as necessidades do idoso sob seus cuidados.

Desde o reconhecimento da importância de uma formação adequada até a orientação sobre como melhorar a qualidade de vida do idoso e criar um ambiente seguro e agradável, cada capítulo é preenchido com informações práticas, casos reais e dicas úteis. Os conselhos são baseados em princípios éticos, respeito aos direitos e dignidade do idoso, e na busca constante por um cuidado de excelência.

Além disso, o livro também se destaca ao abordar os desafios emocionais enfrentados pelo cuidador de idosos, como o estresse e a sobrecarga emocional. Ele fornece orientações sobre como cuidar adequadamente de si mesmo, a fim de ser capaz de oferecer o melhor cuidado possível ao idoso. A autora também destaca a importância de buscar apoio e recorrer a profissionais especializados, quando necessário, para garantir um cuidado de qualidade e o bem-estar de ambos.

Ao finalizar a leitura deste livro, o cuidador de idosos estará melhor equipado para enfrentar os desafios diários, fornecer um cuidado afetuoso e atencioso, e criar uma relação de respeito e confiança com o idoso. É um guia inspirador que capacita os cuidadores a oferecerem o melhor cuidado possível, promovendo o bem-estar e a felicidade dos idosos sob seus cuidados.

"Dicas de Sucesso para o Cuidador de Idosos" é, portanto, uma obra de referência indispensável que inspira, informa e encoraja todos os cuidadores a atuar com excelência, amor e compaixão nessa importante e nobre função.

Sugerimos que daqui alguns meses o livro seja lido novamente, para que constantemente as dicas sejam rememoradas.

REFERÊNCIAS BIBLIOGRÁFICAS

1. "Cuidando de Idosos: Uma Abordagem Multidimensional" de Luciene Keske-Soares.

2. "Envelhecimento e Qualidade de Vida" de Clarice Leal.

3. "Cuidar de Idosos: Uma Ajuda para a Família" de Ana Maria Almeida.

4. "Envelhecimento Ativo: Uma Nova Realidade" de Maria Helena Fernandes.

5. "Abordagens Psicossociais no Envelhecimento" de Tânia Maria Jose Aiello-Vaisberg.

6. "Cuidados com o Idoso" de Marcos Claudio Signorelli.

7. "Envelhecimento Saudável: Um Guia Completo sobre o Processo de Envelhecimento" de Maria José Feller de Almeida.

8. "Cuidar de Pessoas Idosas" de Luís Jacob Silva.